AF347475

DE L'HOMME

ET

DE LA FEMME,

Confidérés phyfiquement

DANS L'ÉTAT DU MARIAGE.

Par M. DE LIGNAC.

NOUVELLE ÉDITION

Revue & augmentée par l'Auteur,
avec de nouvelles Figures.

DEUXIÈME PARTIE.

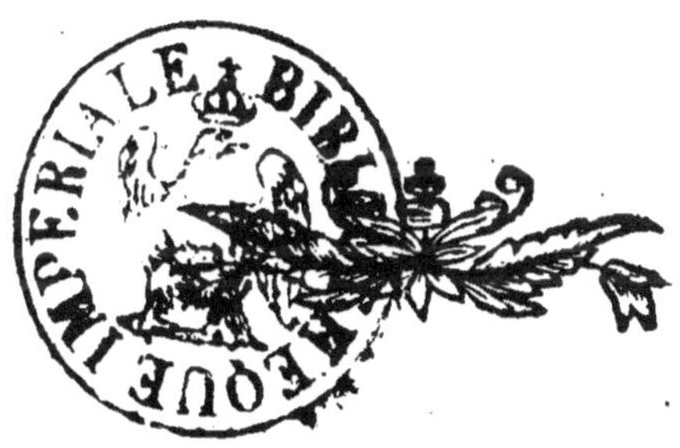

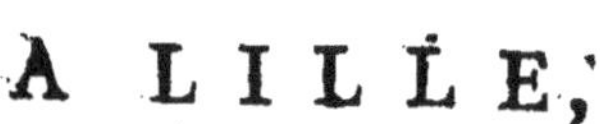

A LILLE,

Chez J. B. HENRY, Imprimeur-Libraire.

M. DCC. LXXIV.

Avec Approbation & Privilége du Roi.

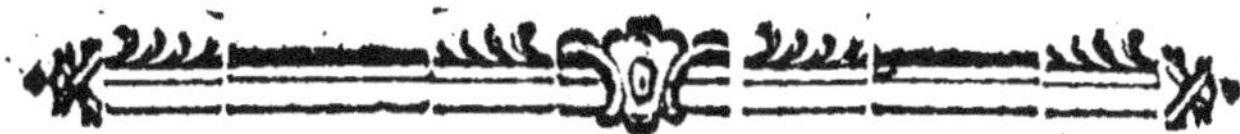

TABLE

DES CHAPITRES

Contenus dans ce second Volume.

Fin de la Table des Chapitres.

DE

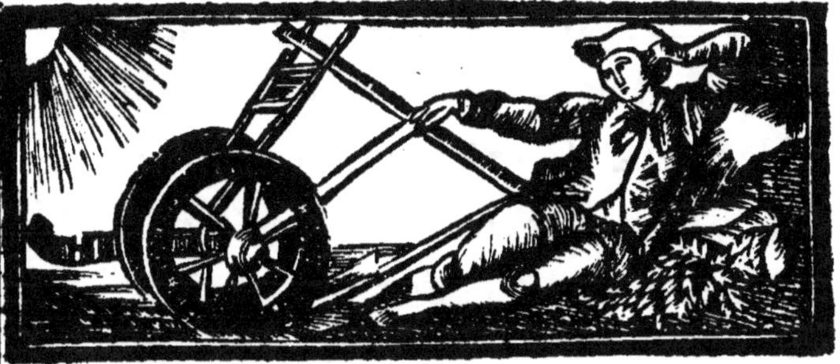

DE L'HOMME
ET
DE LA FEMME.

CHAPITRE PREMIER.

Du Mariage.

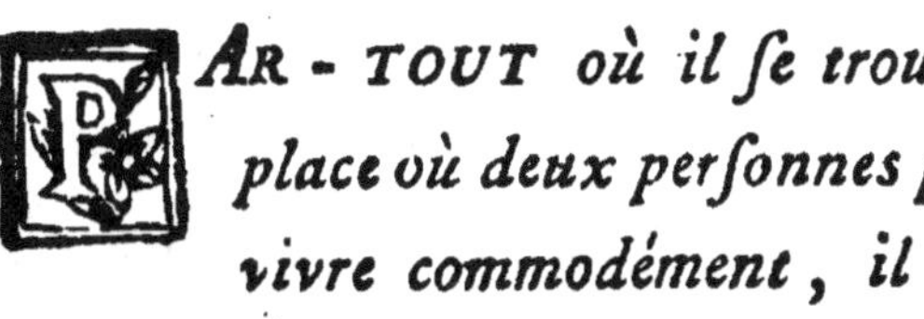

PAR - TOUT où il se trouve une place où deux personnes peuvent vivre commodément, il se fait un Mariage. (a)

---

[a] De l'Esprit des Loix, Liv. XXIII, Chap. X.

II. Partie.　　　　A

LE grand homme qui a dit cela connoiſſoit bien l'impulſion que la Nature a donné aux ſexes ; il auroit dit, par-tout où deux perſonnes ſe rencontrent il ſe fait une union, s'il n'eût conſidéré cette alliance que du côté de l'inſtinct ; mais l'ordre moral & politique a dû établir des loix relatives à la multiplication de l'eſpèce, & le beſoin de ſubſiſtance a reſſerré les limites du plaiſir. Parmi les Nations même qui ignorent que des Peuples innombrables ſont gouvernés par des loix, une ſorte de convention ſemble avoir attaché l'homme à la femme par des nœuds plus ou moins ſerrés, plus ou moins doux, plus ou moins bizarres ; mais qui n'en ſont pas moins reſpectables aux yeux de la Nature, ſi l'homme & la femme s'uniſſent pour remplir ſes vues.

LA ſociété la première & la plus

naturelle eſt celle de l'homme avec la femme ; les Voyageurs n'ont jamais rencontré de Peuple qui l'ait ignoré. Le P. Charlevoix nous repréſente les habitans du Paraguai, vivans d'inſectes & de ſerpens, ſans gouvernement, ſans demeure fixe, & n'ayant pour tout langage qu'une eſpèce de ſifflement ; ces peuples néanmoins, ainſi que pluſieurs autres Nations de l'Amérique, chez leſquelles il n'y a ni loix, ni règles, contractent des mariages qui ſubſiſtent.

UNE ſorte de convention ſemble auſſi avoir déterminé des Peuples barbares à reſpecter l'union conjugale, même dans les excès auxquels des hommes féroces ne ſe livrent que trop ſouvent. Il y a peu de traits dans l'hiſtoire qui préſentent plus de ſcènes horribles que l'irruption funeſte que firent les *Bramas* dans le Royaume de

Siam, vers 1760. (a) On y voit les
Barbares détruire tout par le fer & la
flamme, faire subir les supplices les
plus douloureux aux pères & aux mères devant leurs enfans, & à ceux-ci
en présence des auteurs de leurs jours.
On y voit le soldat forcené passer tour
à tour du meurtre au pillage, & au
milieu de ces horreurs assouvir sa brutalité sur les femmes non mariées, tandis qu'il se fait un scrupule d'attenter
à la sainteté de l'union conjugale. Ce
respect est un frein qui réprime l'impétuosité de ses desirs, il suffit qu'un
homme réclame une femme comme son
épouse, pour ne point attenter à sa
pudeur; une vierge se dit mariée, &
par cet innocent mensonge, elle échappe aux caresses brutales du monstre qui

____

[a] *Hist. civ. & nat. du Royaume de Siam;*
tome II.

veut affocier le fentiment le plus doux aux actes d'inhumanité qui révoltent la Nature...... Qui ofera entreprendre de concilier des idées auffi contradictoires ? Il réfulte toujours de ces faits, qu'il eft des Peuples qui ont en vénération le lien conjugal, & que ces Peuples font des barbares qu'aucun frein ne retient, peut-être excepté celui-là.

LE Mariage exifte donc parmi les Nations dont les mœurs ont le moins de rapports avec les nôtres ; il en eft donc parmi ces Nations qui fe font une loi d'en refpecter les nœuds ; le mariage eft donc un acte univerfel, dans lequel la différence des nations apporte des nuances infinies, à travers lefquelles on reconnoît toujours l'empreinte de la Nature.

LE befoin de fe perpétuer, qui fe

fait fentir avec plus ou moins de force dans tous les individus, a dû néceffairement les porter à s'unir. Parmi toutes les Nations qui habitent le
globe, celles qui, plus féparées de
nous, tiennent davantage à l'état de
nature, n'ont peut-être que ce befoin
preffant qui les excite. Bien différens
de ces Peuples, nous avons de plus
les douceurs de la fociété qui nous en-
gagent à y tenir de plus près, à en
refferrer les nœuds d'une manière qui
nous y attache plus particulièrement.

Si je confidère les hommes qui re-
noncent volontairement aux douceurs
que procure l'union des fexes, en
fe privant des charmes variés qui en
réfultent, on peut les comparer à ces
ftatues ifolées que le fculpteur a tra-
vaillées avec foin, mais auxquelles il
n'a donné aucun caractère des paffions.
On admire la beauté du marbre, la

régularité des traits, mais cette admiration est froide, comme le sujet qui l'a fait naître ; & c'est vainement que l'artiste me représente une Vestale avec le feu sacré ; mon cœur n'en est pas plus ému. Je n'ai qu'à fixer ces grouppes où tout est vivant & en action ; les adieux d'un amant , Didon qui pleure Énée , la douleur de Porcia , le courage héroïque d'Arrie , ... mes yeux bientôt ne voient plus le marbre , il s'anime , c'est mon cœur qui voit , sent , s'échauffe , s'embrase , en prenant l'intérêt le plus vif aux situations qui l'agitent. J'entends les complaintes de l'amant qui se sépare de sa maîtresse ; je vois dans les yeux de Didon le feu du désespoir , & toute la fureur de l'amour irrité ; je pleure Brutus avec Porcia ; la femme de Pætus parle .... j'entends ces mots sublimes, qu'elle adresse à son époux en lui préfentant le poignard dont elle s'eft frappée : *Petus non dolet ; tiens Petus , il ne m'a point fait de mal !*

LE repos , l'inertie n'eft point dans la Nature ; cette ftoïcité, ce filence des paffions tant préconifé par les Philofophes eft étranger à l'homme ; tout eft action, mouvement dans l'univers ; & les êtres dont la nobleffe annonce la fupériorité, bien loin d'étouffer en eux les germes de fécondité qu'ils ont reçu du Créateur, doivent un tribut facré à la Patrie dont la Nature ne les difpenfe jamais. Je ne parle point ici du célibat qu'embraffent les perfonnes qui jurent folemnellement de mourir aux paffions, ou de les éteindre par les jeûnes, les cilices, les macérations : les célibataires criminels qui, répandus dans la fociété, la corrompent en affoibliffant les liens qui uniffent les époux, font plus dangereux, plus à craindre que les hommes fervens qui fuient les objets capables de s'oppofer à la tranquillité de leur état. C'eft aux célibataires, qu'aucuns fermens n'ont enchaînés, que la Patrie adreffe les reproches que méritent leur ingrati-tude.

O hommes! leur dit-elle, j'ai tout fait pour vous; en naiffant vous avez trouvés des Loix qui ont écarté l'in-juftice ou la force qui vouloient vous foumettre à un joug dur & pénible. Votre naiffance, vous la devez à ces mêmes loix, qui ont facilité l'union de vos ayeux......... Faut-il que vous ayez à rougir d'être ingrats? Faut-il que dans mon fein, vous jouiffiez des priviléges que j'accorde aux vrais ci-toyens? La difcorde allume la guerre, la trompette fonne, les hommes fe réu-niffent, ils vont combattre; fi les in-

firmités de la vieilleſſe retiennent leurs
bras, ils ont encore du ſang à répandre pour la cauſe commune. Ce vieillard généreux embraſſe ſes enfans; al-
lez, leur dit-il, ſecourir la patrie;
que je vous doive la tranquillité qui
va régner ſur mes derniers momens:
puiſſiez-vous, couverts de gloire, venir réjouir mon cœur à la vue des lau-
riers qui ceindront vos têtes! Et vous,
indifférens aux révolutions qui m'agit-
tent, hommes inſenſibles, qui ne con-
noiſſez aucuns des charmes attachés au
véritable Amour, que m'offrirez-vous!
Vos bras affoiblis par la débauche?
Vos cœurs flétris, & dans leſquels les
paſſions nobles, d'où naiſſent les vertus, n'ont jamais pénétrés!..... Comment oſerez-vous fixer vos regards ſur
les héros, dont la valeur aſſure la félicité publique? Sur les hommes dont
la ſageſſe maintient les loix dans tou-

te leur force ? Sur l'habitant des campagnes, qui environné de fa famille,
arrache à la terre les moyens de foutenir votre inutile existence ? Si mes
intérêts ne peuvent vous toucher, fe-
rez-vous infenfibles à votre fituation
perfonnelle ? Je paffe les inftans rapi-
des pendant lefquels la volupté moif-
fonne les forces que vous avoit confiées la Nature ; j'arrive aux triftes
jours où les douleurs déchirent le voile
de l'illufion ; une vieilleffe hâtive introduit la mort dans vos membres affoiblis ; vos yeux laiffent couler des
larmes..... Malheureux ! vous infultez
la Nature ! C'eft moi qui doit en ver-
fer fur votre vie. Que n'avez-vous
cherché à former des nœuds qui feroient la confolation des derniers inftans de vos jours ?

L'Homme qui dédaigne les douceurs produites par l'Amour conjugal,

mérite sans doute ces reproches ; il est ingrat envers la patrie, cruel envers lui-même. Les enfans nés d'un commerce illégitime sont l'opprobre de leurs pères ; presque toujours destinés à ramper dans l'obscurité, un cercle les circonscrit, eux & les auteurs de leurs jours, dans un espace isolé où jamais on n'entend les doux noms de père & de fils..... noms sacrés qui causent cette douce émotion de l'ame ! Les plaisirs du cœur sont proscrits de cette triste enceinte ; aucun rapport n'y lie, dans la société, l'enfant qui vient de naître à l'auteur de son existence ; celui-ci n'a pas même la confiance de la loi ; elle veille à la conservation de l'individu, & force un père & une mère à lui répondre de la vie de l'être qu'elle ne leur permet pas de nommer leur fils !..... (a)

____

(a) Nos Rois, par les Réglemens les plus sages,

S'IL eſt un ſupplice pour les célibataires, dont le cœur n'eſt point dépravé, c'eſt ſans doute le ſpectacle at-
tendriſſant d'une famille dont tous les
membres ſont liés par la Nature & les
Loix. Quelle ſource de ſenſations délicieuſes offrent au laboureur, ſa femme, ſes enfans !

Vous le rendez heureux, volupté douce &
pure !

———————————————

ont pourvu à aſſurer la naiſſance des enfans illé-
gitimes. HENRI II. par l'Édit du mois de Février
1566, porte la peine de mort contre la femme
qui ſe trouveroit *duement atteinte & convaincue d'a-*
voir célé, couvert & occulté, tant ſa groſſeſſe que
ſon enfantement, ſans avoir déclaré l'un ou l'autre,
& ſans avoir prins de l'un ou l'autre témoignage
ſuffiſant, même de la vie ou mort de ſon enfant lors de
l'iſſue de ſon ventre..... CHARLES IX, HENRI III,
HENRI IV, LOUIS XIII, LOUIS XIV, LOUIS
XV, ont porté leur attention ſur ces objets. La
forme des mariages, les peines portées contre le
concubinage, celles contre le rapt, &c. &c. ſont
ſtatuées dans les Édits & Déclarations que M. Le-
ridant a raſſemblés dans ſon *Code Matrimonial,*
imprimé en 1766.

Attachée à l'himen, aux nœuds de la Na-
  ture,
L'épouse qu'il choisit partage ses travaux;
De l'ami de son cœur elle adoucit les maux.
Ses enfans sont sa joie, ils seront sa richesse;
Il verra ses enfans entourer sa vieillesse,
Et sur son front ridé, rappellant la gaieté,
Prêter encore un charme à sa caducité. [a]

LES travaux champêtres offrent aussi
des plaisirs, & on les retrouve par-tout
où la Nature conserve ses droits. Lorsque les bleds prêts d'être ensevelis sous
les plantes stériles, demandent le secours du laboureur; celui-ci voudroit

.... Délivrer le froment opprimé,
Et par d'autres emplois son temps est con-
  sumé.
Il consulte au matin sa COMPAGNE fidelle:
Elle assemble aussi-tôt ses ENFANS auprès
  d'elle.
L'aîné, le fer en main, va devancer ses pas;

---

[a] *Les Saisons*, Poëme par M. de Saint-
Lambert, Chant II.

Le plus jeune fourit emporté dans fes bras.
Ils partent pleins de joie, ils vont loin du
    village
Retrancher aux fillons leur inutile herbage.
L'enfant laborieux, mais novice en fon art,
Suit fa mère en aveugle & l'imite au hazard,
Et le fer que conduit fa main mal affurée,
Bleffe la jeune plante à Cerès confacrée ;
Il voit autour de lui fes frères empreffés,
Raffembler en monceaux les cailloux difper-
    fés.
Chacun dans ce moment croit fortir de
    l'enfance,
Chacun de fon travail relève l'importance.
La mère d'un fouris flatte leur vanité,
Applaudit à leur zèle, excite leur gaieté ;
Et d'un œil fatisfait les voit fur la verdure
S'agiter, fe jouer, croître avec la Nature. [a]

C'EST fur-tout dans les derniers
inftans de fa vie, que l'homme eft
ému par l'amour conjugal & paternel ;
les mains qui effuient fes larmes font
conduites par la Nature ; tandis que

---

[a] *Les Saifons*, Chant I.

le célibataire ne voit autour de son tombeau que d'avides héritiers, sur lesquels règnent les basses influences de l'intérêt.

.... Quand l'homme qui succombe,
Desséché dans sa fleur, se panche vers la
 tombe ;
Qu'il est doux qu'une épouse, en ces momens
 d'horreur,
De son cœur déchiré suspende la douleur ;
Il semble qu'en ses bras, il reprenne la vie.
Les pleurs sont moins amers, quand l'Amour
 les essuie.
Cette jeune beauté le serrant sur son sein,
De son fils au berceau le sourire enfantin,
Ses cris embarrassés de joie & de tendresse,
Cette main foible encor, qui mollement le
 presse,
Tout porte dans son ame une nouvelle ar-
 deur. (*a*)

____

(*a*) *La Nécessité d'être utile*, Poëme qui a con-
couru au prix de l'Académie Françoise en 1768,
par M. le Prieur.

Si l'homme avoit besoin d'encoura-gemens pour faire son bonheur & se rendre utile à la société, ce seroit dans son cœur qu'il faudroit qu'il les cherchât; mais s'il a besoin de loi pour prendre une compagne, si l'intérêt de l'Etat s'oppose au grand nombre de célibataires qui lui sont inutiles, c'est au Gouvernement à faciliter les mariages dans quelques climats, & à les ordonner dans d'autres.

Les peuples de la Guinée (en Afrique) respirent un air mal-sain, & le cours de leur vie en général n'y est pas long : il est donc essentiel que dans ce pays les peuples soient forcés au mariage. Chaque année, à certain jour fixé par la loi du pays, le Roi rassemble les jeunes garçons & les jeunes filles de ses Etats, & les marie tous. (*a*)

(*a*) *Journ. Encyclop.* Juillet 1763.

L'I s l e de Sénégal, terrein naturellement aride, qui ne produit qu'à
force de culture & d'engrais, contient
néanmoins dans un espace très-borné
plus de 3000 habitans : on sera surpris
peut-être que cette contrée ingrate &
mal-saine dans tous les temps, soit aussi
peuplée qu'elle l'est ; mais la loi y facilite la population, en permettant aux
hommes d'avoir autant de femmes
qu'ils peuvent en nourrir : leur Isle
n'est abondante qu'en maïs & en pois-
sons ; mais ces alimens disposent à
la fécondité les douze femmes auxquelles chaque homme se borne assez généralement. (a)

U N E maladie contagieuse ayant
ravagé en 1707, une grande partie
des habitans de l'Islande, le Roi de
Danemark, à qui cette Isle appartient,

---

[a] *Journ. Encyclop.* Avril 1764.

prévoyant l'extinction des Islandois, fit une Ordonnance, par laquelle, pour engager ses sujets à passer en Islande, il autorisa les filles de cette Isle à faire jusqu'à six bâtards, sans porter atteinte à leur réputation. Cette Ordonnance eut son plein effet, & ces bonnes filles montrèrent tant de zèle à repeupler leur patrie, qu'on fut bientôt obligé de révoquer un réglement q..i leur avoit paru si agréable ; & même de statuer une peine de la nature du crime, que la pudeur, dit M. Anderson, m'empêche de nommer, & qui même est en quelque façon incroyable. (*a*)

LES Spartiates instituèrent une fête, où ceux qui n'étoient pas mariés, étoient fouettés par des femmes, comme indignes de servir la République, & de

____

[*a*] *Hist. nat. de l'Islande, du Groënland,* &c. tome I.

contribuer à ſon honneur & à ſes progrès.

L e s loix de Lycurgue n'étoient pas moins rigoureuſes contre ceux qui s'obſtinoient à vivre dans le célibat : elles les excluoient des emplois civiles & militaires ; ils étoient même, comme les Spartiates, expoſés tous les ans, à une petite cérémonie aſſez déſagréable : Les femmes de Lacédémone alloient les prendre chez eux le premier jour du printemps, les conduiſoient au Temple de Junon en les accablant de plaiſanteries, & leur donnoient le fouet au pied de la ſtatue de cette Déeſſe. (a)

L e s anciennes Loix de Rome cherchèrent beaucoup à déterminer les citoyens au mariage. Les Cenſeurs y

____

(a) *Eſſais Hiſtoriques ſur Paris*, par M. de Saintfoix, tome II.

eurent égards selon les besoins de la République, & ils y engageoient par la honte & par les peines. Cefar donna des récompenfes à ceux qui avoient beaucoup d'enfans ; il défendit aux femmes qui avoient moins de quarante-cinq ans, & qui n'avoient ni mari ni enfans, de porter des pierreries, & de fe fervir de litière. Méthode excellente, dit M. de Montefquieu, d'attaquer le célibat par la vanité.

LES Loix d'Augufte furent plus preffantes : il impofa des peines nouvelles à ceux qui n'étoient point mariés ; & augmenta les récompenfes de ceux qui l'étoient, & de ceux qui avoient des enfans. La loi d'Augufte trouva mille obftacles ; & trentequatre ans après qu'elle eût été faite, les Chevaliers Romains lui en demandèrent la révocation. Il fit mettre d'un côté ceux qui étoient mariés, & de l'autre ceux qui ne l'étoient pas : ces derniers parurent en plus grand nombre, ce qui étonna les citoyens & les confondit. Augufte avec la gravité des anciens Cenfeurs, leur parla ainfi :

» PENDANT que les maladies &
» les guerres nous enlèvent tant de
» Citoyens, que deviendra la ville,
» fi on ne contracte plus de maria-
» ges ? La cité ne confifte point
» dans les maifons, les portiques,
» les places publiques : ce font les
» hommes qui font la cité. Vous
» ne verrez point, comme dans les
» fables, fortir des hommes de def-
» fous la terre, pour prendre foin de
» vos affaires. Ce n'eft point pour vi-
» vre feuls que vous reftez dans le cé-
» libat : chacun de vous a des com-
» pagnes de fa table & de fon lit,
» & vous ne cherchez que la paix

» dans vos déréglemens. Citerez vous
» ici l'exemple des vierges veftales ?
» Donc, fi vous ne gardiez pas les
» loix de la pudicité, il faudroit vous
» punir comme elles. Vous êtes égale-
» lement mauvais Citoyens, foit que
» tout le monde imite votre exemple,
» foit que perfonne ne le fuive. Mon
» unique objet eft la perpétuité de la
» République. J'ai augmenté les pei-
» nes de ceux qui n'ont point obéi ;
» & à l'égard des récompenfes, elles
» font telles que je ne fache pas que
» la vertu en ait encore eu de plus
» grandes : il y en a de moindres
» qui porte mille gens à expofer leur
» vie, & celles-ci ne vous engageroient
» pas à prendre une femme, & à
» nourrir des enfans ? » (a)

LES Loix qui nous gouvernent n'ont

____

(a) *De l'Efprit des Loix*, Liv. XXIII. chap. XXI.

jamais forcé la liberté d'un homme ,
pour lui faire contracter un mariage , (a)
elles ont suppofé l'amour de la patrie gravé dans le cœur des François
affez profondément , pour qu'ils n'aient
pas befoin que la crainte des Loix les
porte vers l'union la plus douce de la
fociété.

LOUIS XIV. fe contenta d'encourager les mariages , & de récom-
penfer les pères de familles qui auroient un certain nombre d'enfans
nés en légitime mariage. » *Nous vou-*
　　　　　　　　　　　» *lons ,*

(a) Je ne regarde pas comme libre celui qui s'eft
mis dans le cas d'être contraint par les Loix d'é-
poufer une perfonne qu'il a abufée. A Paris, c'eft
dans l'Eglife de *Ste. Marine* qu'on marie ceux
que l'on *condamne* à s'époufer. Anciennement on
les marioit avec un anneau de paille; étoit-ce,
demande M. de Saintfoix , pour marquer au
mari que la vertu de celle qu'il époufoit étoit
bien fragile ? Cela n'étoit ni poli ni charitable.
Effais Hiftoriques fur Paris, tom. II.

» *lons , dit-il , que dorénavant tous*
» *nos sujets taillables , qui auront été*
» *mariés avant ou dans la vingtième*
» *année de leur âge, soient & demeu-*
» *rent exempts de toutes contributions*
» *ou tailles , impositions & autres*
» *charges publiques , sans y pouvoir*
» *être compris ni employés qu'ils n'aient*
» *vingt-cinq ans révolus & accomplis....*
» *Comme aussi voulons, que tout père*
» *de famille qui aura dix enfans vi-*
» *vans, nés en loyal mariage , non*
» *Prêtres , Religieux ni Religieuses ,*
» *soit & demeure exempt de la collec-*
» *te, de toute taille....... & autres im-*
» *positions , contributions......... guet ,*
» *gardes, & autres charges publiques ;*
» *si ce n'est qu'aucun desdits enfans*
» *soit mort portant les armes pour notre*
» *service , auquel cas il sera censé &*
» *réputé vivant....... Voulons...... que*
» *les gentilshommes & leurs femmes ;*

B

» *qui auront dix enfans , non Prê-*
» *tres, ni Religieux , ni Religieuſes....*
» *jouiſſent de mille livres de penſion*
» *par chacun an ; comme auſſi, ceux*
» *qui en auront douze, de deux mille*
» *livres de penſion........ Voulons pa-*
» *reillement , que les habitans des Vil-*
» *les franches de notre Royaume ,*
» *bourgeois non taillables , ni nobles*
» *& leurs femmes , qui auront dix ou*
» *douze enfans comme deſſus , jouiſſent*
» *de la moitié des penſions accordées*
» *aux Gentilshommes & à leurs femmes ;*
» *qu'ils demeurent en outre , exempts*
» *&c. &c.* » (a)

CET Édit n'eut ſon exécution que durant l'eſpace de dix-ſept ans. Tous les priviléges & exemptions qu'il ren-fermoit furent révoqués par une Dé-claration, où ſont expoſés les abus qui

---

[a] *Édit de* LOUIS XIV , en Nov. 1666,

s'étoient introduits dans l'exécution de l'Édit. (*a*) On voit d'ailleurs que les priviléges accordés à ceux qui se marioient à l'âge de vingt ans & *au-deſſous*, devoient néceſſairement exciter au mariage des perſonnes dont la conſtitution pouvoit être encore trop foible, pour donner des citoyens à l'État. A l'égard des pères de familles que l'on récompenſoit pour leur zèle à propager l'eſpèce, ils devoient être rares ; auſſi, dit M. de Monteſquieu, il n'étoit pas queſtion, pour encourager la population, de récompenſer des prodiges. Pour donner un certain eſprit général qui portât à la propagation de l'eſpèce, il falloit établir, comme les Romains, des récompenſes générales, ou des peines générales. (*a*)

[*a*] *Déclaration* du 13 Janvier 1683.
[*b*] *De l'Eſprit des Loix*. Liv. XXIII. chap. XXVI.

Il est aisé de s'appercevoir que partout où les mariages sont encouragés, la population augmente. La Hollande est, relativement à son étendue & à la nature de son sol, plus peuplée qu'aucun autre pays de l'Europe. On observe tout le contraire en Angleterre, parce que le nombre des célibataires y est considérable. J'entends par ces célibataires, des hommes qui ne sont rien moins que chastes, & qui par là même, énervent la population en introduisant le désordre dans la société. On trouve, selon M. de Beausobre, un plus grand nombre de garçons en Angleterre, de l'âge de quarante ans, qu'on en trouve de l'âge de vingt-cinq dans toute la Hollande : aussi compte-t-on que Londres tire annuellement cinq mille ames des Provinces de l'Angleterre, & cependant le nombre des habitans n'augmente pas. Dans les Etats du Roi de Prusse, il est né depuis 1750, jusqu'en 1756, année commune, quarante & un mille personnes de plus qu'il n'en est mort. Il y a des pays Protestans, où sur cinquante-trois, & même sur soixante, il n'y en a qu'un qui se marie. Dans les pays Catholiques cela est encore pis. (*a*)

UN examen réfléchi de la population d'un Etat, est ce qui peut seul guider le Gouvernement sur les encouragemens qu'il doit accorder au mariage. Je dis un examen réfléchi, car ce n'est pas la Nation en corps qu'il faut toujours regarder, ce sont les familles qui la composent, dans lesquelles on doit porter un œil qui sache observer. C'est par-là que le Gouvernement est à portée de savoir si le nombre des habitans

______

(*a*) *Introduction générale à l'étude de la politique, des finances & du commerce.* Amsterdam, 1765, tom. 2.

augmente ou diminue. S'il y a des obſtacles à la population qu'il eſt aiſé d'écarter, il y en a auxquels il eſt plus difficile de rémédier : ce ſont des vices cachés qui tiennent à la conſtitution de l'Etat , & ſouvent ce n'eſt qu'en détaillant ſes obſervations, qu'en les dirigeant plutôt vers les habitations ſéparées , peu nombreuſes , que vers les grandes & opulentes villes, qu'on découvre le ver qui ronge les hommes , ſi je peux m'exprimer ainſi.

CECI n'eſt point un paradoxe. Suppoſons que le luxe ſoit la ſource de la miſere d'une partie des habitans des villes & des campagnes ; alors en fixant la capitale d'un Royaume, & ne ſachant pas combien d'individus ſouffrent, gémiſſent du luxe qui y brille , j'admirerai l'opulence de l'Etat, ſi le luxe l'annonce toujours : ce n'eſt qu'après avoir jetté les yeux ſur les objets plus éloignés que l'illufion tombe. La magnificence qui m'a frappé perd fon éclat dès que je fais que , pour la foutenir, il faut lui facrifier la fubfif-tance des malheureux. En fuppofant toujours que le luxe faffe beaucoup de mal dans cet Etat , il aura néanmoins des apologiftes, & ces apologiftes feront des hommes que le luxe aura éblouis , & qui n'auront jamais jetté les yeux fur d'autres objets. *En voyant la maifon d'un payfan*, difoit un ami de l'humanité , *je dirai à quel degré le luxe eft monté dans la Capitale.*

Un des plus grands obftacles à la population eft le défaut de fubfiftance. C'eft lui qui fait pouffer les cris de la douleur à un père de famille , plongé dans l'indigence, & c'eft du fond des retraites obfcures, plutôt que des grandes villes, que s'élève la voix des malheureux.

B iv

Hélas ! *disent-ils*, ces doux liens qui seuls
   charmoient nos peines ,
Ne font plus aujourd'hui qu'augmenter nos
   douleurs ;
'A nos tristes enfans nous léguons nos malheurs ;
Tourmentés de leur sort, fatigués de notre
   être,
Nous pleurons auprès d'eux , de les avoir
   fait naître. (a)

LE Gouvernement peut seul tarir
les larmes de ces infortunés : Eh ! n'a-
vons-nous pas lieu de tout espérer de
la bienfaisance du Monarque qui règne
sur nous !

DÈS que les hommes qui par leur
état sont voués au bien public , ont
représentés à ceux qui peuvent le faire,
les abus qui accélèrent le dépérissement
de l'espèce humaine , on a vu le Gouvernement s'occuper des moyens de

---

(a) *Les Saisons*, Chant III.

réprimer ces abus. *L'Instruction succinte sur les accouchemens*, qui doit tenir la première place dans les ouvrages faits par ordre du Ministère ; le Traité sur les *Maladies des enfans*, ouvrage entrepris par les mêmes ordres & dans les mêmes vues, doivent exciter les sentimens de la reconnoissance la plus vive de la part d'une Nation qui verra succéder aux préjugés destructeurs dont le peuple est encore imbu, les méthodes lumineuses & salutaires à l'aide desquelles la patrie s'accroîtra de citoyens utiles, que l'ignorance eut sacrifié à des erreurs funestes. (*a*)

____

(*a*) L'instruction sur les accouchemens mis à la portée des femmes de la campagne, & le Traité sur les maladies des enfans : ces ouvrages dans lesquels M. Raulin réfute des préjugés dangereux, ont eu le plus grand succès. J'ai vu des femmes, qui dans les campagnes sont ce qu'on appelle *accoucheuses*, prendre dans le Traité des accouchemens les premières notions d'un art qu'elles exerçoient depuis longtemps, guidées par une routine meurtrière.

B v

Les coutumes barbares qui avoient lieu autrefois dans les mariages font anéanties ; le maître ne peut forcer fon vaffal à s'unir à une femme contre fa volonté ; il n'eft point le maître de vendre les fruits du mariage de fes vaffaux ; ni de les faire racheter par le père & la mère, &c. &c. Ces marques d'un pouvoir tyrannique ont été abolies à mefure que l'efprit a éclairé le cœur des hommes qui commandoient ; & quelquefois auffi, ces abus n'ont ceffés que par la punition que les Rois ont infligés aux Seigneurs qui faifoient trembler leurs *Vaffaux* & leurs *Serfs*, fous le poids de la tyrannie.

On peut juger de l'état des *Serfs* en France, par une Chartre rapportée dans les *Effais fur Paris*. On y voit un Guillaume, Evêque de Paris, confentir qu'une fille & un garçon s'uniffent, à condition que les enfans qui naîtront de ce mariage, seront partagés entre *Guillaume* & *l'Abbaye de St. Germain-des-Prez.* (a) Comme parmi les enfans il y en a de mieux constitués, de mieux faits, ou qui ont plus d'esprit les uns que les autres, les Seigneurs les tiroient au sort. Ces hommes asservis composoient les deux tiers & demi des habitans de la Nation ; ils ne pouvoient disposer d'eux, se marier hors de la terre

---

(a) *Qu'il soit notoire à tous ceux qui ces présentes verront, que nous Guillaume, Evêque insigne de Paris, consent qu'Odeline, fille de Radulphe Gaudin, du Village de Cérès, femme de corps de notre Eglise, épouse Bertrand, fils de défunt Hugon, du village de Verrières, homme de corps de l'Abbaye de St. Germain-des-Prez ; à condition que les enfans qui naîtront dudit mariage, seront partagés entre nous & ladite Abbaye ; & que si ladite Odeline vient à mourir sans enfans, tous ses biens mobiliers & immobiliers nous reviendront ; de même que tous les biens mobiliers & immobiliers dudit Bertrand retourneront à ladite Abbaye s'il meurt sans enfans. Donné l'an douze cens quarante-deux.* Essais historiques sur Paris, Vol. II. pag. 129. 130.

de leur Seigneur, sans sa permission ;
il étoit le maître de les donner, de
les vendre, de les échanger & de les
revendiquer par-tout. L'Abbé de St.
Denis, en 858, fut pris par les Nor-
mands, on donna pour sa rançon, six
cens quatre-vingt-cinq livres d'or,
trois mille deux cens cinquante livres
d'argent, des chevaux, des bœufs &
*plusieurs Serfs de son Abbaye, avec
leurs femmes & leurs enfans.* Hugues
de Champ-Fleuri, Evêque de Soissons,
en 1155, cherchant un beau cheval à
acheter, pour faire son entrée dans
cette ville, on lui en amena un pour
lequel il donna cinq Serfs de ses terres,
deux femmes & trois hommes. (a)

Les Seigneurs exigeoient dans leurs
domaines, la première nuit des nouvelles mariées. Un Seigneur d'Auxi,

------

(a) *Idem*, pag. 131, Vol. V. pag. 153.

dans le Ponthieu , avoit le droit de *maclorer* (a) la virginité de gentilles femmes , fringantes de *maixielles* , belles *nonaines*..... en donnant un écu & dix fols parifis de droit au comte de Ponthieu. (b) Ce droit, auffi honteux qu'injufte, a été converti en des prétentions modiques. Les Chanoines de la Cathédrale de Lyon , prétendoient auffi qu'ils avoient le droit de coucher la première nuit des nôces , avec les époufées de leurs *Serfs* ou *hommes de corps.* (c) Ce qui fe pratiquoit fous le règne de Saint Louis étoit plus décent ; les Ecclésiaftiques faifoient acheter aux mariés la permiffion de coucher enfemble la première nuit des nôces , & même les deux fuivan-

---

[a] Du mot latin *maclare*, immoler , facrifier.

[b] Voyez *l'Effai fur l'Hift. gén. de Picardie, les mœurs, les ufages, de fes habitans, &c.*

[c] *Effais hiftoriques fur Paris*, vol. II. pag. 137.

tes. (*a*) Mais , dit M. de Montefquieu , le Parlement corrigea tout
cela.

CETTE autorité fans bornes qu'exerçoient les maîtres fur leurs efclaves ,
produifoit quelquefois des fcènes extraordinaires. Un Seigneur qui poffédoit
une terre confidérable dans le Vexin
Normand , fe plaifoit à faire parler de
lui par fes idées fingulières & bizarres.
Il affembloit au mois de Juin tous *fes*
Serfs de l'un & de l'autre fexe , en âge
d'être mariés , & leur faifoit donner la
bénédiction nuptiale ; enfuite on leur
fervoit du vin & des viandes , il fe
mettoit à table , buvoit , mangeoit &
fe réjouiffoit avec eux ; mais il ne man-
quoit jamais d'impofer aux couples qui
lui paroiffoient les plus amoureux ,
quelques conditions qu'il trouvoit plai-

____

(*a*) *De l'Efprit des Loix.* Liv. XXVIII. Chap.
XLI.

fantes. Il preſcrivoit aux uns *de paſſer
la première nuit de leurs nôces au haut
d'un arbre, & d'y conſommer leur mariage ;* à d'autres ; *de le conſommer
dans la rivière d'Andelle, où ils ſe
baigneroient pendant deux heures ,
nuds en chemiſe,* &c. Il avoit une nièce qui aimoit un jeune homme de ſon
voiſinage, & qui en étoit éperdument
aimé ; il déclara. à ce jeune homme
qu'il ne lui accorderoit ſa nièce qu'à
condition *qu'il la porteroit ſans ſe repoſer, juſqu'au ſommet d'une montagne qu'on voyoit des fenêtres de ſon
château.* L'amour & l'eſpérance firent
croire à cet amant que le fardeau ſeroit léger ; en effet, il porta ſa *bien-
aimée* ſans ſe repoſer, juſqu'à l'endroit
indiqué ; mais il expira une heure après,
des efforts qu'il avoit faits ; ſa maîtreſſe,
au bout de quelques jours, mourut de
douleur & de chagrin ; l'oncle en ex-

piation de leur malheur qu'il avoit caufé, fonda fur la montagne un Prieuré,
qu'on appelle *le Prieuré des deux amans*;
il eft à une lieue du Pont-de-l'Arche,
& à quatre lieues de Rouen. (a)

IL y eut quelquefois des circonftances qui excitèrent les Papes à excommunier un Royaume entier, & alors
le mariage étoit interdit. Philippe
Augufte ayant voulu répudier In-
gelburge, pour époufer Agnès de
Meranie, le Pape mit le Royaume
en interdit; les Eglifes furent fermées
pendant près de huit mois; on ne dí-
foit ni Meffes, ni Vêpres; on ne marioit point; *les œuvres du mariage
étoient même illicites*; il n'étoit permis
à perfonne de coucher avec fa femme,
dit M. de Saintfoix, parce que le
Roi ne vouloit plus coucher avec la

____

(a) *Effais fur Paris.* Tom. V.

fienne , & la génération ordinaire dût manquer en France cette année-là. (*a*)

CET Auteur ingénieux , en parcourant les mœurs & ufages des François fous la première race , nous apprénd , qu'un homme , quoique marié , pouvoit être promu au Diaconat , à la Prêtrife & devenir Évêque , en déclarant qu'à l'avenir il ne vivroit plus avec fa femme que comme avec fa fœur : fon fils obtenoit ordinairement la furvivance de l'Évêché. Il n'étoit pas permis d'époufer la délaiffée d'un Prêtre ou d'un Diacre. (*b*) Il paroît que les chofes n'allèrent pas toujours à la bonne-foi ; car la plupart des Chanoines & des Curés fe mariant , le Pape Calixte II , dans le Concile de Reims de l'année 1119 , excommunia tous les Eccléfiaftiques mariés , les priva de leurs

[*a*] *Idem* , tom. II. pag. 127.
(*b*) *Idem* , pag. 74.

bénéfices , défendit d'entendre leur Meſſe , déclara leurs enfans bâtards , & crut devoir porter la rigueur contre ces êtres innocens , juſqu'à les livrer en proie à l'avarice des Seigneurs : il permît de les réduire en ſervitude & de les vendre. (a)

Les Eccléſiaſtiques cherchèrent auſſi à rendre les mariages plus difficiles , en les défendant entre parens juſqu'au ſeptième degré. Le mari & la femme ne devoient ordinairement approcher des Sacremens , qu'après s'être abſtenu du devoir conjugal au moins pendant huit jours. On tâchoit de noter d'infamie ceux & celles qui ſe marioient en troiſièmes noces , les ſeconds mariages ont été même regardé pendant long-temps comme une *fornication tolérée*. Le Concile de Sarragoſſe , en 692 , défend

---

[a] *Idem* , pag. 123.

aux Reines de se remarier, & à tout Prince de les épouser ; il ordonne même qu'elles se fassent Religieuses. (*a*)

LA superstition avoit introduit anciennement un usage singulier dans le mariage. La troisième fête de Pâques, au rapport de Jean Belet, la femme dans plusieurs provinces battoit son mari, & le lendemain le mari battoit sa femme. La raison qu'il en donne, étoit que cette pratique indiquoit l'obligation dans laquelle sont les époux de se corriger l'un l'autre, & afin d'empêcher aussi que dans le saint temps de Pâques, le mari ne pût exiger le devoir conjugal de sa femme, ni la femme de son mari. (*b*)

APRÈS avoir essuyé différentes révolutions, le Mariage devint en Fran-

(*a*) *Idem*, pag. 134 & tom. V. pag. 136.

(*b*) *Récréations historiques, critiques, morales,* &c. par M. du Radier, tom. I.

ce ce qu'il eſt aujourd'hui , un état reſpeɛable , d'où ſont exclues les perſonnes qui ſe conſacrent à la Religion ; comme incompatible avec les fonɛions du miniſtère ſacré. Excepté ceux que leur état ſépare du mariage , je ne crois pas que les autres hommes aient des raiſons aſſez plauſibles pour s'en diſpenſer ; à moins que la Nature n'y ait mis obſtacle par quelqu'accident. Les femmes , diſoit Bacon, ſont nos maîtreſſes dans la jeuneſſe, nos compagnes dans l'âge mûr , & nos nourrices dans la vieilleſſe. On a donc à tout âge des raiſons de ſe marier.

ON peut dire auſſi que dans tous les états les hommes ont des raiſons pour s'attacher une épouſe. Les hommes riches n'ont peut-être que cette ſeule manière d'être dans la Nature , & ils ne doivent pas la négliger...... La négligeroient-ils en effet ? Je ne puis le croire : ce qui fait le charme de nos jours, ce qui adoucit souvent le fort des malheureux, seroit-il sans influence sur la manière d'être des hommes à qui la fortune accorde ses faveurs ? Non, je ne puis le croire. L'homme riche s'assoupit sur ses trésors..... Mais, une épouse ! des enfans ! A quels regrets doivent être en proie ceux qui dans l'opulence ont négligé les moyens de répandre des fleurs sur le chemin qui les conduit au terme de leur carrière.

LES Magistrats ont besoin de toutes les douceurs de la société pour adoucir l'austérité que l'on contracte dans l'étude des loix ; & la société elle-même, a besoin que les hommes, dont les idées peuvent influer sur elle, sachent ce que signifient les noms de père & d'époux.

INDÉPENDAMMENT des états qui

obligent au mariage, il y a encore des raisons, je ne dis pas de tempérament, j'ai examiné cela ailleurs, (*a*) il y a encore, dis-je, des raisons de caractères. Un homme mélancolique a certainement besoin de compagnie ; celui dont la gaieté annonce le contentement est encore dans le même cas. Que l'on observe ces hommes joyeux, ils le sont de bonne-foi pendant un certain temps ; mais parvenus à l'âge mûr, leur ame s'empreint peu à peu d'une tristesse qu'ils veulent cacher en vain ; leur gaieté, leurs saillies sont commandées pour les *grands jours* ; ils finissent enfin, en devenant, pour la plupart, mélancoliques, misanthropes, ou bien ils s'efforcent de retenir la joie par la débauche ; & dans ce cas, on sait bien que les choses doivent aller encore pis.

____

(*a*) Tom. I., de cet ouvrage, chap. I.

UNE claſſe d'hommes auxquels le mariage convient , pourvu qu'ils en modèrent les plaiſirs , ce ſont les hommes de Lettres. Mais le tempérament doit moins les porter au mariage , que la néceſſité d'adoucir les travaux de l'étude , par les charmes attachés à la ſociété d'un épouſe chérie.

ON a obſervé que les mariages des Gens de Lettres n'étoient pas ceux qui rapportoient le plus à l'Etat ; j'ai lu dans une Fable inconnue aux anciens , a dit Dufreſni , qu'Apollon s'étant marié un jour , l'hipocrène tarît le lendemain. Un génie marié eſt un génie ſtérile. En effet , continue Dufreſni , les productions de l'homme ſont bornées , il faut opter , de laiſſer à la poſtérité , ou des ouvrages d'eſprit ou des enfans. (*a*) Cette plaiſanterie eſt

____

[*a*] *Amuſemens ſérieux & comiques.* Amuſement XIe.

vraie jusqu'à un certain point : on se moquera toujours d'un homme qui en se proposant de ne point quitter son cabinet , se proposera aussi de laisser de nombreux rejettons à la postérité ; parce que ces deux genres d'occupations deviennent incompatibles dans beaucoup d'hommes. Mais ce qui éloigne une partie des **Gens de Lettres** du mariage, est , s'il faut le dire, une sorte d'indolence , l'amour de l'étude , & par conséquent , du repos & de la tranquillité physique ; un éloignement, je ne dis pas pour tous les plaisirs , mais du moins pour ceux qui paroissent devoir distraire l'homme studieux & l'attacher trop fortement. On a néanmoins des exemples d'hommes célèbres qui ont cru devoir prouver à leur siècle , que les travaux littéraires n'avoient point étouffés les sentimens du citoyen. Il seroit singulier , que l'occupation

l'occupation qui flatte le cœur, l'échauffe, lui donne un plus grand degré de
fensibilité, en banniffe les penchans
qui peuvent augmenter notre bonheur !

LEIBNITZ au milieu des épines de
la Philofophie, de la Métaphyfique,
difputant avec les Anglois fur l'inven-
tion du calcul différentiel ; Leibnitz
âgé de cinquante ans, voulut fe marier;
on lui demanda un délai, & il en profita
pour faire des réflexions qui le détour-
nèrent du mariáge. Quelques fuffent
fes réflexions, (on peut préfumer que
fon âge & la goutte à laquelle il étoit
fujet, les lui fufcitèrent;) il eft confo-
lant pour la fociété, que ce grand homme ait fenti qu'il fe devoit à la patrie, autrement que par fes ouvrages.
M. Halley, difciple du grand New-
ton, vint à Calais obferver la fameufe
comète qui parut en 1680, & fur
laquelle on a tant écrit. De retour à

Londres, il se dispose à mettre ses observations en ordre ; il commençoit déjà, lorsqu'à travers des calculs arides & immenses, l'Amour lui fit voir *Marie Tooke* ; Halley en devint amoureux, mais il vouloit finir ses calculs, ce qui lui fut impossible ; il épousa Marie Tooke en 1682, pour se mettre en état de travailler & reprit ensuite ses occupations. (*a*) L'Amour peut mettre cette victoire parmi celles qui lui font le plus d'honneur.

On doit à M. Tissot un excellent ouvrage sur la santé des Gens de Lettres, dans lequel on trouve plusieurs exemples des mauvais effets que produit le trop d'attachement au travail. On peut voir dans cet ouvrage le régime que doivent suivre les hommes

--

(*a*) *Histoire des Philosophes modernes*, &c. par M. Saverien.

ftudieux pour conferver leur fanté dans le meilleur état qu'il foit poffible, & la réparer lorfqu'elle eft chancelante. M. Tiffot veut rapprocher les hommes de la Nature pour leur bien-être phyfique; il y a du chemin à faire pour les hommes de lettres, mais les avantages réels qu'ils doivent en retirer, furpaffent tous les autres, qui le plus fouvent ne font qu'imaginaires.

Dès-qu'un homme de lettres eft véritablement malade, dit M. Tiffot, la première ordonnance qu'on doit lui faire, c'eft une ceffation abfolue de toutes fes études............ Il faut qu'il oublie qu'il y a des fciences & des livres, la porte de fon cabinet doit être fermée pour lui, & il doit fe livrer uniquement au repos, à la gaieté, aux plaifirs de la campagne, & devenir ce que la Nature a fait tous les hommes, laboureur ou jardinier. Il

n'y a que ce moyen de les tirer de
leurs méditations , & on ne les rétablit
point tandis qu'ils continuent à mé-
diter. Si l'on pouvoit trouver un remède qui suspendît sans danger la faculté de penser, ce seroit le spécifique
des maladies des gens de lettres. (a)

JE regarde un studieux dans son cabinet comme un citoyen utile, sur-tout
s'il dirige ses travaux vers des objets
qui ont pour but le bonheur de ses
semblables ; mais il n'est pas moins
vrai que cet homme est hors de la Nature, & qu'on peut regarder les occupations littéraires comme une maladie
qui attaque l'espèce humaine, en mi-
nant peu à peu la population. Je desi-
rerois donc qu'un homme de lettres fût
marié, parce que tous les hommes,
excepté les ministres de la Religion,

______

(a) *De la santé des gens de lettres.* 1768, p. 221.

devroient l'être, & encore, parce que les douceurs de l'union conjugale, peuvent calmer la teinte sombre qui empreint l'imagination d'un homme qui se livre trop au travail. Mais il faut qu'il oublie qu'il est homme de lettres, lorsqu'il approche sa compagne ; il seroit dangereux de porter dans le sein des plaisirs, une imagination affaissée sous le poids fatigant de l'étude. Qu'il se regarde donc comme un homme malade ; qu'en suivant les sages conseils que donne M. Tissot, il se rapproche de la Nature ; qu'il oublie enfin l'*esprit*, dans ces momens délicats où le cœur seul doit être voluptueusement affecté.

APRÈS la classe des hommes de lettres, dont la plupart évitent les nœuds du mariage, il en est encore une beaucoup plus considérable qu'on ne s'ima-

gine, dont le célibat arrête la population ; c'eft la claffe des perfonnes qu'une
imagination ardente entraîne dans des
lectures continuelles. « Peut-être, dit
» M. Tiffot, que de toutes les cau-
» fes qui ont nui à la fanté des fem-
» mes, la principale a été la multi-
» plication infinie des romans depuis
» cent ans. Dès la bavette jufques à
» la vieilleffe la plus avancée, elles
» les lifent avec une fi grande ardeur
» qu'elles craignent de fe diftraire un
» moment, ne prennent aucun mou-
» vement, & fouvent veillent très-
» tard pour fatisfaire cette paffion.....
» Une fille qui à dix ans lit au lieu
» de courir, doit être à vingt une
» femme à vapeurs & non point une
» bonne nourrice. » (a)

LES caufes qui influent autant fur le

____

[a] *Idem*, page 184.

phyſique affectent également le moral.
J'ai connu des perſonnes de l'un & de
l'autre ſexe, dont la conſtitution avoit
été robuſte, s'affoiblir peu à peu par
l'impreſſion trop vive que faiſoient ſur
leur imagination des lectures paſſion-
nées. Les romans tendres s'oppoſent
plutôt aux mariages qu'ils n'en font
contracter ; une femme, lorſque ſon
cœur, ou plutôt ſon imagination eſt
embraſée par une ardeur romaneſque, ·
ne cherche pas un époux ordinaire ; un
héros ſeul peut avoir des droits ſur elle.
Séduite par des ſentimens fictices,
l'union conjugale ne peut avoir de
charmes à ſes yeux, ſi un lien auſſi
doux n'eſt dénaturé par des acceſſoires
ridicules, qui font de l'amour, une
paſſion que l'imagination ſeule nourrit.

L E célèbre Molière a bien connu
cet Amour *ſpiritualiſé*, qui écarte quelques femmes ſingulières de ce qu'elles

doivent à la Nature, lorsqu'il fait dire
à *Clitandre* par une de ces femmes.....

'Appellez-vous .... être à vos vœux
    contraire.
Que de leur arracher ce qu'ils ont de vul-
    gaire ;
Et vouloir les réduire à cette pureté
Où du parfait Amour consiste la beauté ?
Vous ne sauriez pour moi tenir votre pensée
Du commerce des sens nette & débarrassée :
Et vous ne goûtez point dans ses plus doux
    appas,
Cette union des cœurs, où les corps n'en-
    trent pas :
Vous ne pouvez aimer que d'une Amour
    grossière.
Qu'avec tout l'attirail des nœuds de la ma-
    tière ;
Et pour nourrir les feux que chez vous on
    produit,
Il faut un mariage..... & tout ce qui s'ensuit.
Ah quel étrange Amour ! & que les belles
    ames
Sont bien loin de brûler de ces terrestres
    flammes !

Les sens n'ont point de part à toutes leurs
 ardeurs,
Et ce beau feu ne veut marier que les
 cœurs.
Comme une chose indigne, il laisse là le
 reste ;
C'est un feu pur & net comme le feu cé-
 leste ;
On ne pousse avec lui que d'honnêtes soupirs,
Et l'on ne panche point vers les sales desirs ;
Rien d'impur ne se mêle au but qu'on se
 propose.
On aime pour aimer, & non pour autre
 chose.
Ce n'est qu'à l'esprit seul que vont tous les
 transports ;
Et l'on ne s'apperçoit jamais qu'on ait un
 corps. (*a*)

DES ridicules que Molière a fron-
dés, celui - ci est un de ceux qu'il

[*a*] *Les femmes savantes.* Acte IV. Scène 2.

a attaqué sans un certain succès; du moins il reparoît avec force de nos jours, & c'est à la honte de l'humanité.

Je ne suis point surpris que les personnes qui se plaisent à la lecture des romans dans lesquels l'auteur s'est plu à rassembler un enchaînement de malheurs & de crimes, paroissent s'éloigner du mariage : la mélancolie, suite nécessaire des lectures qui noircissent l'imagination, en l'affectant douloureusement, doit peu disposer à une union douce & tranquille. Les poignards, les tombeaux, ces catastrophes funestes que l'on trouve variées de mille manières dans les romans du jour, donnent aux organes un degré de sensibilité, d'*irritabilité*, qui tôt ou tard dégénère en maladie. Ne sont-ce pas les Auteurs de ces livres *dangereux*, qui, faisant perdre à la nation cette gaieté si nécessaire pour la population, causent ces débilités, ces foiblesses, ces *vapeurs*, ces maladies de nerfs, dont on se plaint tant depuis quelques années? Que feroit-on à un homme, qui d'un coup de baguette auroit le pouvoir de pétrifier au milieu d'un bal toutes les personnes qui s'y réjouissent, qui feroit succéder un état d'inertie aux danses gaies & folâtres qui amusoient l'assemblée?

Il est encore un genre de romans, (& ceux-ci paroissent d'abord utiles,) qui semblent faits par des hommes enivrés des douceurs de l'amour conjugal & de l'amour paternel. Ces livres feroient de la plus grande utilité, si ceux qui les lisent ne vouloient en connoître les Auteurs. Qu'arrive-t-il? Celui qui a chanté l'hymen, la volupté, est un triste célibataire qui puise dans son imagination le feu qui devroit échauffer son cœur; c'est un Général

qui encourage ses soldats & qui craint
la mort........ Que ceux qui chantent
l'Amour soient amoureux ; que celui
qui exalte les douceurs du mariage
puise dans les caresses de son épouse,
dans celles de ses enfans, les chants
qu'il consacre à l'amour conjugal &
paternel. Que ceux qui offensent la
Nature , en décrivant des mystères
auxquels ils ne veulent pas être admis , craignent que pour se venger ,
la Nature ne leur donne, un instant
seulement, le cœur d'un homme sensible !

UN Écrivain, que son éloquence,
ses mœurs, ses malheurs même ont
rendu célèbre , a décrit avec beaucoup
de feu les plaisirs que peuvent goûter
l'homme & la femme dans l'union que
produit le mariage. On verse des larmes
délicieuses en parcourant les tableaux
qu'a fait ce grand maître... Une ré-

flexion m'a souvent attristé en admirant l'expreſſion, la chaleur, les tranſports du célèbre citoyen de Genève ; j'ai dit, cet homme ſenſible, qui a ſu chanter l'Amour & l'Hymen avec tant d'énergie...... qu'il étoit à plaindre ! lorſqu'après avoir allumé dans ſon cœur les feux ſacrés de la Nature, il ne pouvoit preſſer dans ſes bras une épouſe, des enfans !

Felices ter & amplius ;
Quos irrupta tenet copula, nec malis
Divulſus querimoniis
Supremâ citius ſolvet amor die.
HORACE, *liv. prem. Ode XIII.*

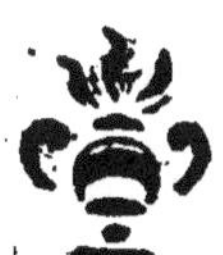

CHAPITRE II.

Coutumes de quelques Nations concernant le Mariage.

La Nature & l'Hymen ; voilà les loix premières. (a)

LES Peuples les plus heureux ont dû être ceux qui laissoient une entière liberté sur le choix des époux ; & qui loin de gêner l'union des cœurs par les entraves de l'intérêt, n'étouffoient pas l'Amour sous le fardeau des *convenances* ou des préjugés. Il est encore quelques Nations où cette liberté s'est conservée, & c'est un jour qui luit sur l'union conjugale, tandis que les peuples esclaves des richesses & des rangs, contractent des mariages sur

______

(a) VOLTAIRE.

lesquels règne un voile sombre qui cache l'ennui, le dégoût, la discorde.

CHEZ les Gaulois, lorsqu'une fille étoit en âge d'être mariée, son père invitoit à dîner les jeunes gens du canton : elle étoit la maîtresse de choisir celui qui lui plaisoit le plus, & pour marquer la préférence qu'elle lui donnoit, c'étoit par lui qu'elle commençoit à présenter à laver. (a) D'une coutume aussi sage, il devoit résulter plusieurs avantages : une fille n'étoit jamais mariée contre sa volonté, & cela seul devoit suffire pour rendre heureux la plupart des mariages. Cette circonstance influoit beaucoup sur le caractère, & fortifioit l'esprit : nous voyons dans les Historiens, que les femmes Gauloises entroient dans toutes les assemblées où

______

(a) *Essais historiques sur Paris*, tome II.

il étoit queſtion de délibérer ſur la paix ou ſur la guerre ; les hommes avoient pour elle une ſorte de vénération ; & dans leurs repas, il étoit permis de tout dire, excepté de mal parler des femmes.

NOS Rois de la première race ſacrifioient dans leurs mariages, la naiſſance & la politique ; c'étoit preſque toujours la beauté qui faiſoit les Reines. Avec l'uſage paſſager des maîtreſſes, dit M. de Saintfoix, ils ſe permettoient encore la pluralité des femmes. *Cher Prince*, dit un jour Ingonde à Clotaire I, ſon mari, *j'ai une ſœur que j'aime ; elle s'appelle Aregonde ; & demeure à la campagne ; j'eſpère que vous voudrez bien vous charger de ſon établiſſement, & lui choiſir un époux.* Clotaire alla voir cette Aregonde à ſa maiſon des champs, la trouva jo-

lie, l'époufa, & revint enfuite dire
à Ingonde, qu'il n'avoit point imaginé
de parti plus fortable pour fa fœur que
lui-même; qu'il l'avoit époufée, &
que déformais elle l'auroit pour compagne. (*a*)

AVANT le règne de Pierre I. les
Czars choififfoient auffi leur femme parmi les plus belles filles. On les faifoit
venir des provinces. La grande maîtreffe de la Cour les recevoit chez elle,
les logeoit féparément, & les faifoit
toutes manger enfemble. Le Czar les
voyoit, ou fous un nom emprunté, ou
fans déguifement; le jour du mariage
étoit fixé, fans que le choix fut encore
connu; & le jour marqué on préfentoit
un habit de noce à celle fur qui le choix
étoit tombé. On diftribuoit d'autres habits au prétendantes, qui s'en retour-

----

(*a*). *Effais hift. fur Paris*, tome II.

noient chez elles. C'eſt de cette manière, que Michel Romanow épouſa
(en 1626) Eudoxe, fille d'un pauvre gentilhomme appellé Streshneu.
Il cultivoit ſes champs lui-même avec
ſes domeſtiques, lorſque les Chambel-
lans envoyés par le Czar avec des préfens, lui apprirent que ſa fille étoit ſur
le trône. (*a*)

L E mariage chez les *Kamtchadals*
(peuple qui habite une vaſte preſ-
qu'Iſle, ſituée vers le nord de l'Aſie,
& que les Ruſſes ont conquiſe) offre
des épreuves qui démontrent combien
eſt forte la paſſion de l'homme pour
s'unir à une femme. Quand un Kamt-
chadal veut ſe marier, il jette les yeux
ſur quelque jeune fille du village voi-

(*a*) *Hiſtoire de l'empire de Ruſſie*, &c. par M. de
Voltaire, tome I.

fin ; lorsqu'il a découvert une jeune personne à son gré, il va trouver ses parens, leur apprend qu'il aime leur fille, & leur demande la permission de les servir un certain temps, ce qu'il obtient facilement : il marque pendant son service, qui quelquefois est de plusieurs années, un zèle extrême, & une très-grande docilité : mais quand le terme fixé est arrivé, il prie ses maîtres de vouloir bien lui permettre de *toucher* leur fille. S'il a eu le bonheur de plaire aux parens de sa maîtresse, ils le lui accordent ; mais s'ils sont mécontens, ils lui donnent quelque chose pour lui tenir lieu de salaire, & il est obligé de se retirer.

QUAND on a donné à un Kamt-chadal la permission de toucher sa maîtresse, c'est à lui d'épier l'instant où elle sera seule, ou du moins peu accompagnée, car alors toutes les femmes & les filles du village font obligées de la défendre contre les entreprifes de fon amant : outre ces furveillantes, elle eft revêtue de deux ou trois caleçons avec des camifoles, & tellement entortillée & enveloppée de filets & de courroies, qu'elle ne peut pas fe remuer, qu'elle eft comme une ftatue. S'il a le bonheur de la trouver feule, ou avec peu de compagnes, il fe jette fur elle, s'efforce de rompre les filets qui l'enveloppent, & de déchirer fes robes, afin de pouvoir toucher aux parties naturelles, car c'eft en quoi confifte toute la cérémonie du mariage. Cette entreprife eft très-difficile par la réfiftance des femmes qui gardent la jeune perfonne, & qui s'élancent fur l'amant, le tirent par les cheveux, lui écorchent le vifage, l'eftropient, & l'excèdent de coups pour lui faire lâcher prife. Si

malgré ſes bleſſures, il vient à bout
de ſon entrepriſe, il faut qu'il prenne
la fuite auſſi-tôt qu'il a dépouillé ſon
amante, qui le rappelle au même inſtant d'une voix tendre & paſſionnée,
en prononçant *ni*, *ni*; & dès-lors le
mariage eſt fait. Mais il eſt rare qu'un
homme réuſſiſſe avant un an de com-
bats; & toutes les fois qu'il eſt forcé
de céder à ſes ſurveillantes, il a beſoin
d'un temps conſidérable pour guérir de
ſes bleſſures. On en a vu après ſept ans
de pourſuites, être forcés de renoncer
à l'objet de leur amour, & de vivre
honteux, meurtris & eſtropiés le reſte
de leurs jours.

CET état de guerre n'a lieu que pour
les mariages des filles; car à l'égard
des veuves, il ſuffit qu'elles ſoient d'accord avec ceux qui les recherchent; mais
une veuve ne peut être enlevée qu'après
qu'elle a expié ſes fautes; ce qui con-

fiste à coucher la première nuit avec un étranger. Malgré la facilité que les Kamtchadals ont à épouser une veuve, celles-ci ne font guères recherchées à cause de l'*expiation*. Il n'y a qu'un étranger, ou quelqu'un au deffus des préjugés de honte & d'infamie, qui veuille rendre ce fervice aux veuves, cette action étant regardée par les Kamtchadals comme très-déshonorante. Les femmes étoient autrefois obligées de faire beaucoup de dépenfe pour trouver un homme qui voulût les purifier ; fouvent elles étoient forcées de refter veuves malgré elles, mais depuis que les Cofaques font établis au Kamtchatka, elles font moins embarraffées, & trouvent des hommes pour les abfoudre de leurs fautes.

LE divorce eft reçu au Kamtchatka, & il fe fait fans bruit : le mari fait lit à part, & quelques jours après épouſe une autre femme. La femme répudiée prend à ſon tour un nouveau mari. (*a*)

LES Koriaques, qui ſont voiſins des Kamtchadals, & qui ſe diviſent en Koriaques à rennes, & en Koriaques fixes, obſervent à peu de choſe près dans leurs mariages, les mêmes cérémonies que les Kamtchadals. Il faut obſerver néanmoins que parmi ces Nations, le vol eſt non-ſeulement licite, mais même loué & eſtimé, pourvu qu'il ne ſe faſſe pas dans la famille, & qu'on ſoit aſſez adroit pour n'être pas découvert ; car on punit ſévèrement le voleur qui eſt pris ſur le fait, bien moins pour le vol en lui-

____

[*a*] *Voyage en Sibérie,* tome ſecond, contenant *la deſcription du Kamtchatka,* &c. I.ere partie, chap. XVI.

même que pour avoir manqué d'adresse. Une fille ne peut épouser un homme qu'il n'ait donné auparavant des preuves de sa dextérité à voler.

Il existe une différence dans les mœurs entre les deux nations de Koriaques, trop singulière pour n'être pas observée. Ceux qui nourrissent des Rennes poussent la jalousie au point de tuer leurs femmes sur le plus léger soupçon. Cette cruauté oblige ces malheureuses à faire tout ce qui dépend d'elles pour devenir laides ; elles ne se lavent jamais le visage ni les mains; elles ne peignent point leurs cheveux; les habillemens qui paroissent à l'extérieur ne présentent que des lambeaux mal-propres & dégoûtans, tandis qu'elles réservent la propreté pour tout ce qui est soumis moins immédiatement aux yeux...... Elles craindroient qu'on ne les soupçonnât d'avoir quelqu'amant

mant ſi elles affectoient de paroître s'occuper de la plus légère parure.

LES Koriaques fixes au contraire, & particulièrement ceux qu'on nomme *Tchoukchi*, regardent comme la plus grande preuve d'amitié que puiſſe leur donner un ami qui vient chez eux, que de coucher avec leurs femmes ou leurs filles, & pendant ce temps-là, le maître de la maiſon ſort exprès & va trouver la femme de l'ami qu'il a chez lui. Refuſer de coucher avec la femme du maître de la maiſon, c'eſt lui faire un outrage ſi grand, que dans ce cas on riſque d'être tué, pour avoir reçu avec mépris ces témoignages de leur amitié. (*a*)

UN Groënlandois qui veut ſe marier, ne s'inquiète que de ſavoir ſi la

---

[*a*] *Idem*, chapitre XXI.

II. Partie.   D

fille qu'il recherche est entendue au ménage, & si elle fait bien coudre. Celle-ci de son côté, demande si son amant est adroit à la chasse & à la pêche, & s'il y est heureux & assidu. Deux ou trois vieilles femmes sont les entremetteuses du mariage : lorsqu'on le propose à la fille, celle-ci dénoue ses cheveux, les éparpille sur son visage & se met à pleurer : les vieilles sans faire semblant de s'appercevoir de son afflicç-tion, la prennent sous les bras & l'en-traînent avec elles. Quand elle est arri-vée dans la maison paternelle de son amoureux, elle continue ses pleurs assez long-temps ; le jeune homme la prie de venir se coucher à ses côtés ; ses pleurs augmentent, il redouble ses instances, & la consommation du mariage termine bientôt la cérémonie. Quelquefois on ne peut faire rester la jeune femme avec son mari, elle s'échappe plusieurs fois

pour retourner chez ſes parens ; le mari
pour tout terminer fait faire un ſac dans
lequel les vieilles lui amènent ſa femme
bien enfermée; elle eſt alors obligée de
reſter dans ſon nouveau ménage. (a)

LES mariages des *Iſlandois* ſe font
avec moins de cérémonie. Les parens
des deux côtés, conduiſent le marié &
la mariée à l'Egliſe, où le Prêtre les
unit. Ils ſe rangent enſuite dans le fond
de l'Egliſe contre le mur. Les jeunes
mariés avec le Prêtre ſont au milieu, &
les parens des deux côtés. La mariée
ſe fait donner un bocal plein d'eau-de-
vie qu'elle porte à ſa voiſine : le marié
en fait autant de ſon côté, & l'on continue de même tant qu'on peut ſe ſou-
tenir ſur ſes jambes. Cette liqueur eſt

---

[a] *Hiſtoire naturelle de l'Iſlande, du Groënland,*
&c. tome II.

l'ame de toutes les affemblées du pays ; & pourroit-on s'en paffer dans une cérémonie auffi folemnelle que celle du mariage ? (a)

DANS la petite *Buckarie*, pays d'Afie dont les *Tartares Kalmouks* font Seigneurs, les hommes, comme dans beaucoup d'autres pays, achètent leurs femmes à prix d'argent, & le degré de beauté en fait la valeur. Plus un père de famille a de belles filles, plus il eft riche. Les réjouiffances de la noce durent trois jours, pendant lefquels le marié fe couche chaque foir auprès de fa nouvelle époufe ; mais on ne lui permet pas d'ôter fes habits, il ne peut y refter qu'un inftant, & plufieurs femmes qui l'obfervent s'oppofent à ce qu'il foit le mari de fa femme.

(a) *Idem*, tome I.

Ce n'eſt qu'à la troiſième nuit qu'il peut entrer dans tous les droits d'un mari. (*a*)

'A des cœurs bien touchés tarder la jouiſſance ;
C'eſt infailliblement leur croître le deſir. [b]

Les *Macaſſars*, habitans de l'Iſle de Célèbe, ont un uſage oppoſé aux Buckariens : après la cérémonie, on enferme les nouveaux mariés dans une chambre obſcure, où il n'y a point d'autre lumière que celle d'une petite lampe. On les laiſſe ſeuls en cet endroit trois jours & trois nuits, ſans qu'il leur ſoit permis d'en ſortir, ni à perſonne d'y entrer. Cette retraite eſt ſi rigoureuſe, qu'on a pourvu à tout ce qui auroit pu

---

[*a*] *Mélanges intéreſſans & curieux*, ou *abrégé d'Hiſtoire Naturelle, Morale, Civile & Politique de l'Aſie, l'Afrique, l'Amérique & des Terres Polaires,* tome III.

[*b*] *Poéſies de* Malherbe.

D iij

exiger qu'ils en sortissent. Le quatrième jour, un valet entre dans la chambre des mariés, tenant d'une main un grand vase rempli d'eau, & de l'autre une barre de fer sur laquelle sont gravés quelques caractères mystérieux. On oblige les deux époux de se lever & de mettre les pieds nuds sur la barre de fer; on leur jette ensuite sur le corps toute l'eau du vase. On suppose apparemment qu'ils ont besoin d'être rafraîchis. (a)

Les *Buckariennes* ne sont pas aussi à plaindre que les femmes des Kalmouks leurs maîtres, dont j'ai parlé. Ceux-ci ont la liberté de prendre autant de femmes qu'il leur plaît, sans y comprendre leurs concubines, qu'ils choisissent parmi leurs esclaves. Le choix

---

[a] *Mélanges intéressans*, &c. tome IX.

de leurs femmes n'eſt reſtreint, ni par la parenté, ni par aucune loi. Un Kalmouk épouſe ſa plus proche parente, à l'exception de ſa mère. Le mariage d'un père avec ſa fille n'eſt même pas ſans exemple chez ce peuple affreux. Ils ceſſent de coucher avec leurs femmes dès qu'elles ont atteint l'âge de quarante ans : ils les regardent alors comme autant de ſervantes, à qui ils accordent la ſubſiſtance pour prendre ſoin de leurs maiſons & des jeunes femmes qui leur ſuccèdent. (*a*)

Les Guèbres, gouvernés par une des plus anciennes religions du monde, ont une loi qui ne leur permet qu'une ſeule femme ; ils ne peuvent la répudier & en prendre une autre que dans le cas où elle eſt ſtérile pendant les

---

[*a*] *Idem*, tome III.

D iv

neuf premières années du mariage. Les
loix qui gouvernent ce malheureux reste
des anciens Persans, & qu'ils ont reçues
de Zoroastre, seroient très-sages, si
elles défendoient à ce peuple les mariages incestueux des fils avec leurs
mères, des frères avec les sœurs, &
des pères avec leurs filles. (*a*)

UNE secte qu'on nomme le *Sabéisme*,
& qui se trouve aussi en Perse, pré-
sente dans le mariage des cérémonies
assez singulières. Les sectateurs du Sabéisme, sont nommés *Chrétiens de St.
Jean*, parce qu'ils reconnoissent St.
Jean-Baptiste pour leur premier Apô-
tre. Leur Clergé est composé de Prêtres & d'Evêques, dont les dignités
sont héréditaires ; aussi les Ecclésiasti-
ques sont-ils tous mariés afin de per-

(*a*) *Idem*, tome VII.

pétuer leur miniſtère ; mais s'ils épou-
ſoient une fille qui ne fût pas vierge ,
leurs enfans ne pourroient leur ſuccéder
dans leurs fonctions ſacrées.

Voici les cérémonies qu'obſerve
ce peuple dans la célébration du mariage. Les parens de l'époux , accompagnés d'un Prêtre , vont trouver la
future , lui demandent ſi elle eſt vierge ; & elle eſt obligé de jurer cette
vérité. La femme du Prêtre s'aſſure par
elle-même , ſi la prétendue n'a point fait
un faux ſerment & rend ſon témoignage. Tout étant favorable , on mène la
fille , avec ſon futur , au bord d'une rivière , & on les baptiſe l'un & l'autre. Après quelques cérémonies , le
Prêtre les fait aſſeoir , leur approche
la tête l'une contre l'autre en récitant de
longues prières. Il cherche enſuite dans
un livre de divination , le moment heureux pour la conſommation du maria-

ge ; il l'indique aux époux, & les envoie mettre à profit sa prédiction. En Europe, tout seroit fini ; mais chez les *Sabis*, les mariés vont trouver l'Evêque, devant lequel le mari jure d'avoir trouvé sa femme pucelle. Le Prélat les baptise encore, & met le sceau à leur mariage, en leur passant des anneaux aux doigts. Si le mari ne convient pas de la virginité de sa femme devant l'Evêque, son mariage n'est point ratifié par celui-ci. (a)

Les Persans qui suivent la loi Mahométane, ont beaucoup moins besoin de cérémonies que les chrétiens de St.

---

[a] Les Sabéens ne sont pas les seuls qui exigent pour la validité du mariage, l'intégrité de la prétendue ; nous verrons par la suite, les précautions que prennent certains peuples pour s'assurer de cet état, & combien peu il faut compter sur les signes incertains qu'on donne comme une preuve de la virginité.

Jean ; ils regardent le célibat comme un état contraire à la Nature & opposé aux vues du Créateur. D'après cette façon de penſer, dès qu'un Perſan a atteint l'âge de puberté, & qu'il témoigne quelque penchant pour les femmes, on le marie, ou on lui donne une concubine. Les Perſans contractent trois ſortes d'unions avec les femmes. Ils prennent les unes à bail à un prix convenu, & le contrat ſe paſſe en préſence du Juge, qui rend cet acte obligatoire aux deux parties. Ils en achètent d'autres pour en faire des concubines & en épouſent quelques-unes. Cette nombreuſe quantité de femmes devroit ruiner les Perſans dont la fortune eſt bornée ; mais ils n'ont pas l'art dangereux de faire monter une jolie femme à un prix exorbitant. A *Iſpahan*, Capitale de l'Empire, une belle femme ſe loue quatre à cinq cens livres par an , & n'a pas la liberté de quitter fon mari paffager avant le terme. Les femmes proftituées y font en grand nombre ; on en comptoit en 1666 jufqu'à quatorze mille dans la Capitale feulement , defquelles le nom étoit enrégiftré par celui qui eft chargé de recevoir leur tribut ; fans compter , dit un Voyageur , un pareil nombre , ou peut-être encore un plus grand , qui n'eft pas regiftré , & dont le tribut fe perçoit en fecret au profit du receveur.

UN ufage commun parmi ces filles , (& celui-ci eft fort fage ,) c'eft que le nom qu'elles prennent eft le tarif de leurs faveurs. L'une s'appelle la dix tomans , (le *toman* vaut près de cinquante livres de notre monnoie) un autre la cinq , la deux tomans , &c. Que d'hommes en Europe auroient à rougir , fi les courtifannes dont ils ont eu les faveurs annonçoient le prix qu'elles en ont retiré !

LE mariage des *Siamois* diffère de celui des autres Nations par une circonſtance particulière; la conſommation du mariage précède la cérémonie. On y défend l'union conjugale au premier degré de parenté ; mais il eſt permis d'épouſer ſa couſine-germaine & les deux ſœurs, pourvu que ce ſoit dans le même temps. Il y a apparence que les Rois ne ſont pas aſſujettis à cette loi ; Chaon-Naraie avoit épouſé ſa ſœur, dont il avoit eu une fille unique qu'il épouſa enſuite ſecrètement.

AUX Iſles *Philippines*, ce n'eſt qu'en payant que l'on parvient à être entièrement maître de ſa femme. Celle-ci ne porte point de dot, ſa famille exige au contraire une ſomme d'argent avant de la livrer à un homme. Les frais de la noce sont excessifs ; le mari est obligé de payer son entrée dans la maison de sa prétendue , & ce droit se nomme *passava* ; ensuite la liberté de parler à sa femme ; puis celle de boire & de manger avec elle ; & enfin une somme proportionnée à la condition des parens , pour obtenir le droit de la cérémonie la plus essentielle.

L A beauté qui brille dans la *Mingrelie* , la *Géorgie* , la *Circassie* , sembleroit annoncer que l'Amour a établi le siège de son Empire dans ces contrées. En effet, tous les Voyageurs s'accordent à dire que le sang des peuples qui habitent ces pays , est très-beau , que les hommes y sont très-grands & bien faits , les femmes charmantes & de la taille la plus admirable. Le sang de Géorgie est , selon Chardin, non feulement le plus beau de l'Orient, mais de l'Univers. Ces femmes ont un regard tendre, qui femble careffer tous ceux qui les regardent. La Nature a répandu fur la plupart des graces fi attrayantes, des agrémens fi féduifans, que je tiens pour impoffible, dit nctre Voyageur, qu'on puiffe les voir fans les aimer. Un Peintre, avec l'imagination la plus vive, ne pourroit donner à fes figures un vifage plus charmant, une taille plus dégagée & plus parfaite que celle des Géorgiennes.

Il eft trifte, fans doute, de ne trouver, parmi des Peuples fi favorifés de la Nature, qu'un tiffu d'horreurs qui font un affreux contrafte avec la beauté. Les Mingreliennes font gracieufes, affables, amies des cérémonies, & fort complimenteufes ; mais d'ailleurs les plus méchantes femmes de la terre ; fuperbes, perfides, fourbes, cruelles &

impudiques. Il n'eſt point de méchan-
cetés dont elles n'uſent, point de reſſorts qu'elles ne faſſent jouer pour ſe
faire des amans, pour les conſerver,
& pour les perdre, lorſqu'elles ont lieu
de s'en plaindre. Les hommes n'ont
pas de meilleures qualités que les femmes, & font leur étude de voler. L'im-
poſture, le meurtre, l'adultère, l'in-
ceſte, la bigamie, tous les crimes les
plus honteux ſont communs en Mingrelie & ſemblent être des vertus. Parmi
ce peuple, l'union conjugale n'eſt qu'un
contrat de vente, par lequel les parens
de la future conviennent de la livrer,
après l'exécution des conditions ſtipu-
lées. Les deux mariés paroiſſent pour
la cérémonie devant un Prêtre, avec
un parent ou un ami qui ſert de
parrain. Pendant que le Prêtre récite
quelques prières, le parrain met une
eſpèce de voile ſur la tête des deux

conjoints , & coud ensuite leurs habits l'un à l'autre ; puis il met sur leurs têtes des couronnes de fleurs , changeant alternativement ces couronnes , & les faisant passer trois ou quatre fois de la tête du mari sur celle de la femme , selon que le Prêtre récite certaines oraisons. Il prend ensuite un morceau de pain qu'il rompt en sept parties , & leur en met dans la bouche à chacun une, & recommence jusqu'à la septième qu'il mange lui-même. Il leur donne aussi à boire à chacun trois fois dans la même coupe , & boit ce qu'ils ont laissé. Alors il ne reste plus , pour parfaire l'union , que la cérémonie qui n'exige pas de témoins , & qui n'est jamais oubliée.

On peut dire que dans ces pays, comme dans beaucoup d'autres , le mariage est une affaire de calcul : c'est toujours l'intérêt qui y fait les ma-

riages ; parce que ces Peuples naturellement pauvres, ne voient dans l'union
conjugale , qu'un moyen d'acquérir
une sorte d'aisance , en vendant les
enfans qui en naissent. (*a*)

On encourage l'union conjugale
d'une manière particulière dans les pays
soumis à l'Empereur de *Maroc*. Les
jeunes gens, même les fils de l'Empereur , vont continuellement tête nue ,
jusqu'à ce qu'ils soient mariés , & alors
ils ne se découvrent jamais. Les mariages
se traitent par de vieilles femmes ,
dont l'âge, exempt de tout soupçon ,
leur permet de parler librement aux
hommes , & ceux-ci ne voient leur
femme qu'après la consommation. Cet
inconvénient , d'épouser une femme
sans la voir , est compensé par la li-

____

(*a*) *Mélanges intéressans*, &c, tom. VII.

berté que l'on a de la répudier ſi on le juge à propos. Lorſqu'un homme commence à ſentir de l'indifférence pour ſa femme, il en prend une nou-velle, à laquelle il en fait enſuite ſuc-céder d'autres, autant que ſes facultés le lui permettent ; mais d'ordinaire, ſa première demeure toujours la maî-treſſe de la maiſon, & c'eſt elle qui règle tout ce qui regarde le ménage.

LES mariages qui ont le plus de durée, ſont ceux dont le Roi ſe mêle. Il unit les parties d'un nœud indiſſo-luble, que lui-même ſeul, ou la mort peut rompre. Point de divorce ni de répudiation permis dans ces unions, qui cependant ſe font de la manière la plus expéditive. Une fois l'année, ou même plus ſouvent, le Roi fait aſ-ſembler tous les jeunes gens, ſoit Nè-gres, ſoit Mulâtres, qui ſont attachés au ſervice de ſa maiſon. Il en choiſit quatre ou cinq cens de ceux qui lui paroissent les plus vigoureux , & fait venir en même temps un pareil nombre de jeunes filles de l'âge de dix ans jusqu'à quinze. Les uns & les autres sont rangés sur deux files dans lesquelles le Roi se promène, en disant successivement aux jeunes gens, *prends telle fille , je te la donne pour femme.* Au reste, cet ordre ne doit laisser ni difficultés ni scrupules , & on est obligé de s'y conformer sous peine de mort.

Les Arabes, que l'on nomme *Errans* ou *Bédouins*, ont l'usage singulier d'exposer en public le lendemain d'un mariage , la chemise des mariées pour marque de la virginité de la fille , dont chaque père a repondu à l'époux & à toute sa famille. Le jour de la noce, on regarde comme une magnificence le nombre d'habits que mettent suc-

ceſſivement le marié & la mariée, en
ſorte que cette journée eſt employé à
changer d'habits, juſqu'à ce que les
époux aient mis tous ceux qu'ils poſſè-
dent.

LES coutumes uſitées chez les *Indiens*,
varient dans chaque canton, & même
dans chaque Ville; mais un uſage aſſez
général, c'eſt que les enfans, de l'un
& de l'autre ſexe, vont nuds juſqu'à
l'âge de quatre ou cinq ans. On les
fiance alors, ils ſe marient à neuf ou
dix ans, & on les laiſſe ſuivre l'inſtinct
de la Nature. L'on y voit ſouvent des
jeunes mères de dix à douze ans. (*a*)

EN parlant de la puberté, nous di-
rons quelle influence le climat doit
avoir ſur la fécondité, & pourquoi les
peuples qui habitent les régions les plus

[*a*] *Mélanges intéreſſans*, &c. tom. VIII.

expofées à la chaleur, doivent marier leurs enfans à un âge qui feroit trop prématuré dans d'autres climats.

PAR-TOUT où la chaleur eft confidérable , & où par conféquent, l'impulfion qui porte un fexe vers l'autre, fe fait fentir avec plus de force, les hommes ayant la plus grande idée de la jouiffance, font régner la volupté fur-tout ce qui les environne, & jufques fur leurs Divinités auxquelles ils offrent les plaifirs du mariage.

LES Peuples qui habitent les Royaumes de *Juda* & d'*Ardra* en Afrique, adorent les Serpens qui n'ont aucun venin. A demi - lieue de *Sabi* , capitale de *Juda* , le *Grand Serpent* a un Temple magnifique. On lui fait partager les douceurs du mariage, car fes Prêtres lui cherchent les plus jeunes & les plus jolies filles du Pays ; ils vont de fa part les demander en mariage à leurs parens , qui fe trouvent très-honorés de cette alliance ; on fait defcendre la fiancée dans un caveau , où elle refte deux ou trois heures , & lorfqu'elle en fort , on la proclame *Époufe facrée du grand Serpent.* M. de Saint-foix dit que les fruits qui naiffent de ces mariages , tiennent uniquement de leurs mères , & ont tous la figure humaine. (*a*) On fe doute bien que ceux qui concluent ces mariages ont intérêt de choifir les plus jolies filles.

LES Prêtres de l'Idole adorée à *Ternate* , cherchent tous les ans une époufe à leur Dieu , & font la même cérémonie que ceux du grand Serpent. (*b*)

______

[a] *Effais Hiftoriques* , tom. V.

(b) *Effais Hiftoriques & Philofophiques fur les principaux ridicules des différentes Nations.* Amfterd, 1766.

CES prétendues alliances de filles avec des ferpens, ne donnent pas une grande idée du jugement des peuples qui y croient, & néanmoins on eft tellement perfuadé de la poffibilité du fait parmi les Idolâtres dont on vient de parler, que même des Européens ont cru ou ont voulu faire croire, que rien n'étoit plus commun dans certains pays que la fureur des ferpens pour les jeunes filles. On lit dans une hiftoire du Paraguai, qu'on voit dans ce pays d'énormes ferpens qui s'occupent à chercher des filles pour les violer, & que les Miffionnaires ont affez de zèle pour s'expofer à un péril évident, afin de fauver la virginité des Indiennes attaquée par des ferpens. (a)

AVANT

---

[a] *Hiftoire du Paraguai*, *&c.* en VI vol. in-12. On doit favoir gré à l'Auteur de cet ouvrage des motifs qui le lui ont dicté, mais ne peut-on pas lui

A V A N T que le chriſtianiſme eut diſſipé chez nos ancêtres les ténèbres de l'idolâtrie, on voyoit dans les *Gaules* un ſacrifice amoureux avoué par la religion des *Gaulois*. Le Mont *St. Michel* s'appelloit le Mont *Belen*, parce qu'il étoit conſacré à Belenus, un des quatre Dieux qu'adoroient les Gaulois. Il y avoit ſur ce Mont un Collége de neuf *Druideſſes* ; la plus ancienne rendoit des oracles : elles vendoient auſſi aux Marins des flèches qui avoient la pretendue vertu de calmer les orages, en les faiſant lancer dans la mer par un jeune homme de vingt-

reprocher d'y avoir inſéré des faits incroyables ? Dans un nouveau *Dictionnaire Hiſtorique*, on dit en parlant du P. C*** & de l'ouvrage dont il s'agit : *c'eſt le même ton, la même ſagacité, la même exactitude,* —— *On ſouhaiteroit ſeulement un peu plus de préciſion dans le ſtyle*..... Que de ſouhaits les Phyſiciens & les Naturaliſtes auroient à former avant celui-là !

II. Partie. E

un ans, qui n'avoit point perdu sa virginité. Quand le vaisseau étoit arrivé
à bon port, on députoit ce jeune
homme pour porter à ces Prêtresses des
présens plus ou moins considérables ;
une d'entr'elles alloit se baigner avec
lui dans la mer, & recevoit ensuite les
prémices de son adolescence, en l'ini-
tiant aux plaisirs qu'il avoit jusqu'alors
ignorés ; le lendemain, en s'en retour-
nant, il s'attachoit sur les épaules,
autant de coquilles qu'il s'étoit initié
de fois pendant la nuit.

Les *Giagues* croient qu'il y a des
Dieux bienfaisans, & des Dieux mal-
faisans ; que les uns sont réjouis par les
plaisirs des hommes, au lieu que les
autres se plaisent à les voir se haïr,
se persécuter, se déchirer & s'égorger.
Les Giagues sont ordinairement gouvernés par une Reine : lorsqu'elle est

obligée de faire la guerre , & qu'elle est prête à livrer une bataille , pour mettre les Dieux mal-faisans dans son parti , elle fait jurer à ses soldats qu'ils seront sans pitié , qu'ils n'auront égard ni à l'âge , ni au sexe , & qu'ils répandront le plus de sang qu'ils pourront. A peine la cérémonie de ce serment est-elle achevée , qu'on entend une musique tendre & voluptueuse ; elle annonce le spectacle qu'on va présenter pour réjouir les Dieux bienfaisans & se les rendre favorables. Cent jeunes filles choisies parmi les plus belles du Royaume , & cent jeunes guerriers s'avancent en chantant & en dansant , l'impatience de leurs desirs est peinte dans leurs yeux ; la Reine frappe des mains ; c'est le signal ; ils se livrent à leurs transports à la vue de toute l'armée.

CHEZ les *Si-fans* , quand le chef

E ij

d'un canton est à l'agonie, on étend des fleurs & des herbes odoriférantes tout le long de sa cabane : douze jeunes garçons & douze jeunes filles qu'on a choisis, entrent, & chacun de ces douze couples, à un certain signal, travaille avec ardeur à la production d'un enfant, afin que l'ame du mourant, en quittant son corps, en trouve aussitôt un autre, & ne soit pas long-temps errante. (*a*)

TOUS les Peuples qui croient que les ames des morts sont errantes, ont une attention singulière pour leur procurer une nouvelle demeure. Les Sauvages *Chirigans* enterrent leurs enfans le long des grands chemins, afin que leurs ames puissent entrer plus facilement dans le corps des femmes grosses qui passent. (*b*)

____

(*a*) *Essais Historiques sur Paris*, tom. V.
(*b*) *Journ. Encyclop.* Juin 1762.

PARMI les Nations Sauvages qui habitent la Louisiane, on diftingue les *Allibamons*, les *Taskikis*, les *Outachepas*, les *Tonikas*, les *Talapoukes*, & quelques autres, par le zèle qu'ils ont à faciliter de petits mariages impromptus aux Européens qui arrivent chez eux. La politeffe de ces Sauvages eft d'offrir des filles à tous les *blancs* qui paffent par leurs villages, & dès qu'il y paroît un Européen, les Chefs parcourent les rues en haranguant ainfi la Nation : *Jeunes gens & guerriers, ne foyez point fols, aimez le Maître de la vie ; chaffez pour faire vivre les François, qui nous apportent nos befoins ; & vous jeunes filles, ne foyez point dures, ni ingrates de votre corps, vis-à-vis des guerriers blancs pour avoir de leur fang : c'eft par cette alliance, que nous aurons de l'efprit comme eux, & que nous ferons redoutés de nos en-*

nemis. (*a*) Il ne faut pas croire que ce foient des proftituées que ces peuples offrent fi généreufement aux François ; ceux-ci peuvent choifir parmi toutes les filles, qui, pour la plupart, font très-belles, & fur-tout très-affables. A l'égard des femmes, elles difent que par le mariage, elles ont vendu leur liberté, & qu'ainfi elles ne doivent point avoir d'autres hommes que leur mari, qui d'ailleurs eft très-jaloux.

L'UNION conjugale, chez ces Sauvages tient de la fimple Nature, & n'a d'autre forme que le confentement mutuel des deux parties. Comme ils n'ont point de contrat civil, lorfqu'ils ne font pas contens l'un de l'autre, ils fe féparent fans cérémonies, & difent que le mariage n'eft autre chofe

_____

(a) Voyez les *Nouveaux Voyages aux Indes Occidentales*, &c. par M. Boffu, Capitaine dans les Troupes de la Marine, IIe partie, 1768.

que le lien des cœurs ; qu'ils ne se mettent ensemble que pour s'aimer & se soulager mutuellement dans leurs besoins.

Un Sauvage peut avoir deux femmes, s'il est bon chasseur ; il y en a quelquefois qui épousent les deux sœurs : ils en donnent pour raison, qu'elles s'accorderont mieux entr'elles que des étrangères. Les femmes sauvages sont en général fort laborieuses ; on les prévient dès l'enfance, que si elles sont paresseuses, ou mal-adroites, elles n'auront jamais qu'un *malotru* pour mari. L'avarice, l'ambition, & plusieurs autres passions si connues des Européens, n'étouffent point dans les pères le sentiment de la Nature, & ne portent pas à violenter leurs enfans, encore moins à contraindre leur inclination. Par un accord admirable, & assurément digne d'être imité, on ne marie que ceux qui s'aiment. (*a*)

UN Sauvage qui manque de bravoure dans une action où il s'agit de l'honneur & de la défense de la patrie n'est point puni ; mais il est regardé comme l'opprobre du genre humain. Il est méprisé des femmes mêmes, & les filles les plus laides n'en veulent point pour mari. S'il arrivoit que quelqu'une voulut épouser un de ces hommes flétris, les parens s'y opposeroient dans la crainte d'avoir dans leur famille des hommes sans cœur, & inutiles à la patrie. Ces hommes sont obligés de laisser croître leurs cheveux, & de porter comme les femmes un *alkoman*, espèce de petite jupe dont elles se servent pour cacher leur nudité. M. Bossu, en a vu un pendant la dernière guerre qui, honteux d'être en cet équipage,

____

[*a*] *Idem*. I.e partie.

partit seul pour aller en guerre contre les *Tchicakas*, nos ennemis & les leurs. Il s'approcha d'eux en rampant comme un serpent, resta caché dans de grandes herbes pendant trois ou quatre jours, sans boire ni manger. Comme les Anglois portoient aux Tchicakas des marchandises en caravane, le Sauvage *Illinois* en tua un, lui coupa la tête ; après quoi il prit son cheval, monta dessus & se sauva. Il employa trois mois à cette belle expédition. A son retour, sa Nation le réhabilita, & on lui donna une femme pour avoir des guerriers. (*a*)

AINSI chez ce peuple, on est déshonoré si l'on reste célibataire, & on ne trouve pas de compagne si l'on n'aime le travail. Rien de plus sage que les trois observations d'après lesquelles les

____

[a] *Idem*, I.e partie.

E v

Sauvages jugent qu'un homme est fou ; imbécille : *s'il néglige d'aller à la chasse ; s'il refuse d'aller à la guerre lorsqu'elle est déclarée ; s'il ne se marie pas après avoir atteint l'âge convenable.* (a)

On a vu plus haut les précautions que prennent les *Sabis* ou chétiens de *St. Jean*, afin de s'assurer de l'intégrité des filles qu'ils épousent ; croiroit-on qu'il existe des Peuples, chez lesquels cet état est un obstacle au mariage !

Le comble de la barbarie, est sans doute, de voir chez les *Canarins de Goa*, les filles qui vont être mariées, conduites à la statue de leur Dieu, & là les plus proches parens de la fiancée, réunir leurs efforts, par un motif de Religion, jusqu'à ce qu'ils aient des marques évidentes, que l'Idole de fer

____

[a] *Recherches Philosophiques sur les Américains*, &c. par M. de P.*** IIe part. Sect. I.^s

à laquelle ils offrent les prémices de la fille, les a accepté.

Au Royaume d'*Arracan* & aux Iſles *Philippines*, un homme ſe croiroit déshonoré s'il épouſoit une fille qui n'eut pas été déflorée par une autre ; & ce n'eſt qu'à prix d'argent qu'on peut engager quelqu'un à prévenir l'époux. Dans la Province de *Thibet*, les mères cherchent des étrangers, & les prient inſtamment de mettre leurs filles en état de trouver des maris.

A Madagaſcar, & dans quelques autres pays, les filles les plus libertines & les plus débauchées ſont celles qui ſont les plutôt mariées. (*a*)

Le Roi de *Calicut* livre ſa fiancée à ſon grand aumônier avant de l'ad

[*a*] Voyez l'*Hiſtoire Naturelle*, par M. de Buffon, tom. IV.

mettre dans la couche nuptiale ; il faut que cet aumônier le débarrasse d'une peine, qu'ordinairement tous les maris envient & se flattent de trouver. (*a*)

APRÈS des coutumes aussi bizarres, on ne sera pas surpris de la manière originale dont les *Hottentots* célèbrent leurs mariages. La principale cérémonie qui s'observe dans cette circonstance, est que le Prêtre pisse abondamment sur les nouveaux mariés ; ils s'accroupissent devant lui, & reçoivent cette aspersion avec une joie extrême. Au reste, elle a lieu dans toutes les cérémonies ; & quand on veut faire politesse à quelqu'un, on pisse sur lui : plus l'aspersion est abondante, & plus on s'en tient honoré. Cette cou-

____

[*a*] *Essais historiques sur Paris*, tome V.

tume ridicule étoit autrefois accompagnée dans le mariage des veuves, d'une autre, qui, si elle étoit usitée en Europe, empêcheroit la moitié des mariages qui s'y font. Une veuve Hottentote, chaque fois qu'elle se remarioit, étoit obligée de se couper un doigt. [*a*]

QUELQUES Auteurs prétendent même que cette opération bizarre & cruelle avoit lieu à la mort du mari, & qu'un Hottentot se coupoit également un doigt lorsque sa femme cessoit de vivre. Quoiqu'il en soit, il est certain que parmi ce peuple, on trouvoit beaucoup d'individus ainsi mutilés, (*b*) qu'il y en avoit à qui il ne restoit plus que

------

(*a*) Voyez *Essais historiques & philosophiques sur les principaux ridicules*, &c. *Essais historiques sur Paris*, tome V.

(*b*) *Voyage de Siam*, tome II.

cinq ou six doigts aux deux mains. Les Hollandois ont enfin réussi à dissuader les Hottentots de se faire à eux-mêmes un mal si cruel, d'où il ne résulte aucun bien ni pour les morts ni pour les vivans, & ces Africains ont renoncé à l'amputation de leurs doigts, ainsi qu'à celle d'un testicule, autre coutume cruelle dont on parlera au chapitre de la Puberté. [a]

CHEZ les *Chinois*, les secondes noces sont regardées, sur-tout parmi les Seigneurs, comme une lâcheté de la part des femmes ; mais les gens du commun envisagent autrement un second mariage. D'ailleurs, l'union conjugale jouit de beaucoup de considérations à la Chine, puisque les Chinois la regardent comme l'affaire la plus im-

______

(a) *Recherches sur les Américains*, VI.e partie,

portante de la vie. Un père verroit fon honneur expofé à quelque tache, s'il ne s'occupoit du foin de marier fes enfans ; de même qu'un fils manque au premier de fes devoirs, s'il ne laiffe pas de poftérité pour la propagation de fa famille. [a]

LES mariages fe traitent par de vieilles femmes, & les jeunes gens qui doivent contracter ne fe font jamais vu. Lorfque le jour fixé pour la noce eft arrivé, on renferme la future dans une chaife magnifiquement décorée, fuivie de ceux qui portent fa dot & fon trouffeau. Grand nombre de domeftiques l'accompagne le flambeau à la main, même en plein

──────────

(a) Les Chinois défirent avec tant de paffion de laiffer une poftérité, que fi la Nature leur refufe des enfans, ils feignent que leur femme eft groffe, & vont demander fecrétement à l'hôpital un enfant qu'ils élèvent comme leur fils.

midi ; différens joueurs d'inftrumens,
de fifres, de hautbois, de tambours
ouvrent la marche, les parens & les
amis de la mariée la terminent. Un
domeftique de confiance eft dépofitaire
de la clef de la chaife, & ne la remet
qu'au mari, qui attend à la porte de la
maifon l'époufe qui lui eft deftinée.
Dès qu'elle eft arrivée, on lui donne
la clef de la chaife, il l'ouvre avec
empreffement, & c'eft alors qu'il juge
de fon heureux ou malheureux partage. Il arrive quelquefois qu'un mari,
peu fatisfait de l'époufe, referme auffi-tôt
la chaife, & la renvoie à fes parens,
aimant mieux perdre ce qu'il a donné
pour avoir fa femme, que de tenir le
marché.

On ne peut donner une idée plus
complette de la paffion des Chinois
pour faciliter les mariages, fans même confulter les perfonnes intéref-

fées, qu'en difant, que quelquefois ,
deux pères qui ont leurs femmes enceintes, font des conventions de mariage pour leurs enfans, fi la différence des fexes feconde leurs vues. Dans
la Province de *Chen-fi*, on marie
deux perfonnes mortes que l'on avoit
deffein d'unir. Comme l'ufage eft de
garder les cercueils deux ou trois ans,
on s'envoie d'abord des préfens mu-
tuels, accompagnés de toutes fortes
d'inftrumens, & avec les mêmes for-
malités que fi les époux étoient vivans.
On place enfuite les deux cercueils
l'un près de l'autre ; on fait un feftin
nuptial , & on finit par renfermer les
deux époux dans le même tombeau.
Après cette cérémonie, on fe traite de
parens, comme fi les enfans avoient
vécu dans le mariage. (*a*)

[*a*] *Mélanges intéreffans* , &c. tome V.

LES peuples dont on a parlé juſqu'ici, n'offrent pas tout-à-fait le triſte ſpectacle des femmes toujours écraſées ſous le poïds du deſpotiſme qu'exercent ſur leurs compagnes les hommes de quelques Nations. Rien peut-être de plus affligeant pour le cœur de l'homme ſenſible, que la force & la brutalité, donnant des fers à la douceur unie à la beauté ! Il exiſte néanmoins dans certains pays des coutumes bizarres qui démontrent que les hommes, en qui la Nature a dépoſé la force, en ont étrangement abuſé pour y rendre le ſort des femmes, je ne dis pas malheureux, mais inſupportable.

EN général, (car il y a peu d'exceptions) les Sauvages oppriment leurs femmes. Ceux que M. de Bougainville a vu durant ſon voyage autour du monde, & qu'il a nommés *Pécherais*, (parce qu'en abordant ſa fregate ils crièrent tous ensemble *pé-cherais*) en font un exemple frappant entre mille. Il eft vrai que parmi ce peuple les femmes ne réuniffent pas le charme qui ailleurs attache à elles........ Mais feroit-ce à leurs maris de s'en appercevoir ? Ils font petits, vilains, maigres & d'une puanteur infupportable. Ce font les femmes qui, chez cette Nation, voguent dans les pirogues, & qui prennent foin de les entrete-nir, au point d'aller à la nage, mal-gré le froid, vuider l'eau qui pour-roit y entrer dans les goëmons qui fervent de port à œs pirogues, affez loin du rivage. A terre, elles ramaf-fent le bois & les coquillages, fans que les hommes prennent aucune part au travail. Les femme qui ont des enfans à la mamelle, ne font pas exemptes de ces corvées. (*a*) Enfin ces hom-

____

(*a*) *Voyage autour du monde,* &c. en 1766.....

mes groſſiers ont ſu forcer les femmes à les ſervir dans les choſes les plus pénibles, tandis qu'ils paſſent leurs jours dans l'état de tranquillité, qui conviendroit mieux au ſexe le plus foible.

L'Homme ſauvage, dit M. Thomas, tout à la fois féroce & indolent....... ne connoiſſant preſque que le phyſique de l'amour, & n'ayant aucune de ces idées morales, qui ſeules adouciſſent l'empire de la force....... commande deſpotiquement à des êtres que la foibleſſe lui aſſujettit. Les femmes ſont chez les Indiens ce que les Ilotes étoient chez les Spartiates, un peuple vaincu obligé de travailler pour les

1769, par M. de Bougainville, I.re partie, chap. IX. En parcourant les Voyageurs & les Hiſtoriens, on pourroit peindre avec aſſez de vérité le caractère de chaque Peuple, ſeulement à la conduite que les hommes y tiennent avec les femmes.

vainqueurs. Auſſi a - t - on vu ſur les rives de l'Orénoque des mères par pitié tuer leurs filles & les étouffer en naiſſant. Elles regardoient cette pitié barbare comme un devoir. (*a*)

A Tobolsk & dans la plus grande partie de la Ruſſie, ſelon M. l'Abbé Chappe, les femmes y ſont tyranniſées par les hommes, qui traitent ces malheureuſes comme leurs eſclaves & en exigent les ſervices les plus vils. Les cérémonies du mariage qui, dans tous les climats, devroient annoncer l'union la plus douce, offrent en Ruſſie le ſpectacle révoltant d'un maître dur & impérieux dans la perſonne du marié. Dès les fiançailles il oblige la jeune fille qu'il a choiſi, de lui pré-

---

[a] *Eſſai ſur le caractère, les mœurs & l'eſprit des femmes*, &c. page 2 & 3.

senter une poignée de verges en grande cérémonie, & de tirer ses bottes pour preuve de sa supériorité, & de la servitude de son épouse. Abusant plus que par-tout ailleurs, dit M. l'Abbé Chappe, du droit du plus fort, ils ont établi les loix les plus injustes, loix que la beauté & la douceur de ce sexe n'ont encore pu ni détruire ni adoucir. (*a*)

S'IL est quelques peuples où les femmes ne soient par victimes de la dureté des loix que les hommes ont promulguées pour s'arroger toute l'autorité, arrêtons-y un instant nos regards.

DANS l'Isle *Formosa*, un homme ne demeure point avec sa femme ; il va la voir de nuit, se lève de grand

---

[*a*] *Voyage en Sibérie* fait par ordre du Roi en 1761, &c. I.re part. page 162.

matin, & ne retourne point chez elle
pendant tout le jour ; à moins qu'elle
ne l'envoie chercher, ou que le voyant
paſſer, elle ne l'appelle. (*a*)

UNE différence ſingulière entre les
tempéramens de l'homme & de la femme, a établi dans l'Iſle de *Ceylan* une
coutume qui donne aux femmes un
empire ſur les hommes. L'activité de
l'amour chez les premières, ne leur
permet pas de ſe borner à un ſeul homme : elles ont preſque toutes deux maris, tandis qu'il eſt très-rare qu'un homme ait plus d'une femme. Celle-ci peut
même être commune à toute une famille ; car aprés la cérémonie du mariage, qui eſt fort courte parmi les
Chingulais, la première nuit des noces
eſt pour le mari, la ſeconde pour le

[*a*] *Eſſais hiſtoriques ſur Paris*, tome V.

frère du mari, & ainsi de suite jusqu'au sixième degré inclusivement, sans que cette prostitution soit toujours capable d'éteindre l'ardeur érotique qui embrase ces femmes ; puisqu'en général, elles peuvent, & les filles également, avoir commerce avec celui qui leur plaît, pourvu qu'il ne soit pas inférieur à leur qualité. (*a*)

CHEZ les Peuples du Royaume de *Lassa*, les femmes sont également maîtresses de fixer le nombre de maris qu'elles veulent épouser. Le premier enfant qui naît appartient au mari le plus âgé : ceux qui naissent ensuite, reconnoissent les autres pour pères, suivant le degré de leur âge. (*b*)

LES

[*a*] Voyez l'*Histoire de l'Isle de Ceylan*, par le Grand.

[*b*] *Mélanges intéressans*, &c. tome VI.

LES femmes des *Nayres ou* nobles de *Calicut*, ont auffi le privilége dont je viens de parler. Le P. Tachard affure qu'il s'en eft trouvé qui avoient eu tout à la fois jufqu'à dix maris, qu'elles regardoient comme autant d'ef-claves qu'elles s'étoient foumis par leur beauté. [a]

UNE marque de l'empire des fem-mes au Royaume de *Congo*, c'eft que ce font elles qui donnent la nobleffe à leur mari. Dans une des provinces de ce vafte pays, nommée *Malimba*, un ufage fort fingulier prouve les égards que l'on y a pour un fexe qui, pref-que par-tout ailleurs, n'eft pas maître de difpofer de fa main. Quand le Roi de Malimba meurt, & qu'il ne laiffe qu'une fille, elle eft maîtreffe abfolue

---

[a] Voyez les *Lettres édifiantes*, &c. recueil II.

II. Partie. F

du Royaume, pourvu néanmoins qu'elle ait atteint l'âge nubile. Elle commence par se mettre en marche pour faire le tour de ses états ; dans tous les bourgs & villages où elle passe, tous les hommes sont obligés, à son arrivée, de se mettre en haie pour la recevoir ; & celui d'entr'eux qui lui plaît le plus, va passer la nuit avec elle. Au retour de son voyage, elle fait venir celui de tous dont elle a été la plus satisfaite, & elle l'épouse. [a]

J'AUROIS pu allonger beaucoup ce Chapitre, par le détail des cérémonies qu'observent une multitude de Nations en contractant leurs mariages, & j'aurois eu toujours le désagrément d'exposer au lecteur des usages souvent

____

[a] Voyez l'*Histoire Naturelle* de M. de Buffon, tome VI.

barbares, & presque toujours ridicules.
Il est peu de pays où l'on retrouve
les loix sages que la Nature dicte aux
hommes ; & ce qui vaut beaucoup
mieux pour la société, les loix de la
Nature éclairées par la Religion. Il est
triste pour l'humanité, en jettant un
coup d'œil sur la surface de la terre,
de n'y rencontrer que des obstacles au
bonheur que peut procurer le mariage.
Terminons ce Chapitre par le tableau
d'un Peuple nouvellement connu ,
qui offre la beauté & la candeur réu-
nies.

C'est à M. de Bougainville que
l'on doit la découverte de l'Isle de
Taiti , & l'histoire du Peuple aima-
ble qui l'habite. Nés sous le plus beau
ciel , nourris des fruits d'une terre qui
est féconde sans culture, régis par des
pères de familles plutôt que par des

Rois, les *Taitiens* ne connoiffent d'autre Dieu que l'Amour ; tous les jours
lui font confacrés ; toute l'Ifle eft fon
temple, toutes les femmes en font
les idoles, tous les hommes les adora-
teurs. Et quelles femmes encore ! Les
rivales des Géorgiennes pour la beauté,
& les fœurs des graces fans voile. La
honte ni la pudeur, n'exercent point
leur tyrannie ; la plus légère des gazes
flotte toujours au gré du vent & des
defirs. L'acte de créer fon femblable
eft un acte de Religion ; les préludes
en font encouragés par les vœux &
les chants de tout le peuple affemblé,
& la fin en eft célébré par des applaudiffemens univerfels. Tout étranger eft
admis à participer à ces heureux myf-
tères ; c'eft même un devoir de l'hof-
pitalité que de les y inviter ; de forte
que le bon Taitien jouit fans ceffe du
fentiment de fes propres plaifirs, ou du

ſpectacle de ceux des autres. [a] Ces hommes fortunés tiennent en tout à la Nature ; ils reçoivent fidèlement de ſes mains leurs alimens & leur boiſſon ; qu'ils ſont récompenſés de leur frugalité , de leur tempérance ! Le ſang qui circule dans leurs veines eſt le ſang *primitif* ; les ſucs qui s'en ſéparent, & particulièrement ceux deſtinés aux plaiſirs & à la réproduction , font éclorre la beauté. On la retrouve chez tous les individus qui peuplent cette Iſle , & c'eſt à juſte titre que les François l'ont nommée la *Nouvelle Cythère.*

DEPUIS la première édition de cet ouvrage, celui de M. de Bougainville parut, & le public y vit avec plaiſir des détails agréables ſur les faits généraux qui concernent les Taitiens, & qui confirment ce

____

[a] Voyez le *Journ. Encyclop.* Déc. 1769.

que j'en ai dit d'après les papiers publics.

QUELLE furprife dût caufer à des François le fpectacle féduifant qui s'offrit à eux lorfqu'ils abordèrent l'Ifle de Taiti ! (a) « La plupart des fem-
» mes étoient nues, dit M. de Bou-
» gainville, elles nous firent d'abord de
» leurs pirogues des agaceries, où
» malgré leur naïveté, on découvroit
» quelque embarras ; foit que la Na-
» ture ait par-tout embelli le fexe d'une
» timidité ingénue, foit que, même
» dans les pays où règne encore la
» franchife de l'âge d'or, les femmes
» paroiffent ne pas vouloir ce qu'elles
» defirent le plus. Les hommes, plus
» fimples, ou plus libres s'énoncèrent
» bientôt clairement..... Ils nous pref-
» foient de choifir une femme, de la

____

(a) Le 6 Avril 1768.

» fuivre à terre, & leurs geftes non
» équivoques démontroient la maniè-
» re dont il falloit faire connoiffance
» avec elles........ ... Je le demande,
» continue M. de Bougainville, com-
» ment retenir au travail, au milieu
» d'un fpectacle pareil, quatre cens
» François, jeunes, marins, & qui
» depuis fix mois n'avoient point vu
» de femmes ? Malgré toutes les pré-
» cautions que nous pûmes prendre, il
» entra à bord une jeune fille qui
» vint fur le gaillard d'arrière fe pla-
» cer à une des écoutilles qui font au
» deffus du cabeftan......... La jeune
» fille laiffa tomber négligemment une
» pagne qui la couvroit, & parut aux
» yeux de tous, telle que Venus fe
» fit voir au berger Phrygien. Elle
» en avoit la forme célefte.... Mate-
» lots & foldats s'empreffoient pour
» parvenir à l'écoutille, & jamais ca-

F iv

» beſtan ne fut viré avec une pa-
» reille activité. » [a]

Les Officiers de la frégate réuſſi-
rent cependant à contenir ces hommes
excités par la paſſion la plus vive.....
Le moins difficile n'avoit pas été de
parvenir à ſe contenir ſoi-même, dit
M. de Bougainville.

Malgré les défenſes, un cuiſinier
du Commandant trouva le moyen
d'échapper ; à peine a-t-il mis pied à
terre avec la belle qu'il avoit choiſie,
qu'il ſe voit entouré par une foule
d'Indiens qui le déshabillent dans un
inſtant, & le mettent tout nud de la
tête aux pieds....... Il ſe crut perdu
mille fois, ne ſachant où aboutiroit
les exclamations de ce peuple qui exa-
mine en tumulte toutes les parties de
ſon corps. Après l'avoir bien conſidé-

___

[a] *Voyage autour du Monde*, &c. II. partie,
page 190.

ré, on lui rend ses habits, on fait approcher la fille, on le presse de contenter les desirs qui l'avoient amené à terre avec elle.. .... Ce fut en vain. Il fallut que les Insulaires ramenassent à bord le pauvre cuisinier plus mort que vif, & qui ne se remit pas aisément de la frayeur que les Taitiens lui avoient faite par les recherches scrupuleuses qu'ils firent pour juger s'il étoit conformé comme eux.

DÈS que la confiance fut établie entre les François & les Taitiens, ce qui ne fut pas difficile, on descendit chez eux, & là, les Insulaires ne démentirent en aucune façon l'accueil qu'ils avoient fait à l'équipage.

» CHAQUE jour nos gens se pro-
» menoient, dit M. de Bougainvil-
» le ; on les invitoit à entrer dans
» les maisons, on leur y donnoit à
» manger.......... On leur offroit de

» jeunes filles : la case se remplissoit
» à l'instant d'une foule curieuse
» d'hommes & de femmes qui fai-
» soient un cercle autour de l'hôte
» & de la jeune victime du devoir
» hospitalier ; la terre se jonchoit de
» feuillage & de fleurs, & les musi-
» ciens chantoient aux accords de la
» flûte une hymne de jouissance......
» Ils étoient surpris de l'embarras
» qu'on témoignoit ; nos mœurs ont
» proscrit cette publicité. Toutefois
» je ne garantirois pas qu'aucun n'ait
» vaincu sa répugnance, & ne se soit
» conformé aux usages du pays. (a)

Ce n'est pas l'usage à Taiti que les
hommes accablent le sexe le plus foible sous des travaux pénibles, Une
douce oisiveté est le partage des Tai-
tiennes, & le soin de plaire leur plus

____

(a) *Idem*, pag. 197, 198.

férieufe occupation. Les femmes doivent à leurs maris une foumiffion entière : elles laveroieut dans leur fang une infidélité commife fans l'aveu de leur époux. Son confentement, il eft vrai, n'eft pas difficile à obtenir, puifque le mari eft ordinairement le premier à preffer fa femme de fe livrer. Une fille n'éprouve à cet égard aucune gêne ; tout l'invite à fuivre le penchant de fon cœur ou la loi de fes fens, & les applaudiffemens publics honorent fa défaite....... « Il ne fem-
» ble pas que le grand nombre d'a-
» mans paffagers qu'elle peut avoir
» eu, l'empêche de trouver enfuite
» un mari..... Pourquoi donc réfifte-
» roit-elle à l'influence du climat,
» à la féduction de l'exemple ? L'air
» qu'on y refpire, les chants, la danfe
» prefque toujours accompagnée de
» poftures lafcives, tout rappelle à

» chaque inſtant les douceurs de l'a-
» mour, tout crie de s'y livrer. [a]

---

[a] *Idem* , pag. 219, 220. On peut lire dans l'ouvrage les trois premiers Chapitres de la II.me
partie, où M. de Bougainville a écrit avec autant
de précifion que de délicateſſe, ce qui concerne
l'Iſle de Taiti, & le bonheur des hommes qui l'habitent...... Bonheur altéré peut-être depuis que les
Européens ont abordé cette Iſle. Voyez les pag.
232, 241 & 242 de l'ouvrage cité.

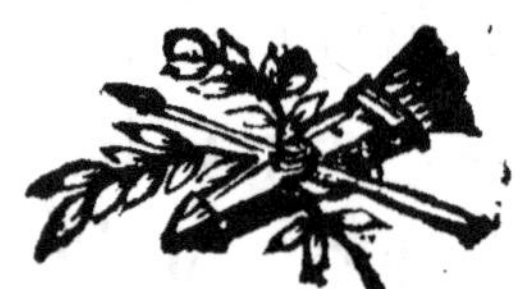

CHAPITRE III.

De l'Influence du Mariage sur la Santé.

L'abstinence ou l'excès, ne fit jamais d'heureux. (a)

J'AI parlé des plaisirs qui accompagnent l'union conjugale considérée comme un lien qui unit les cœurs ; je dois traiter dans ce Chapitre de l'utilité & des incommodités qui résultent de l'union des sexes.

ON a vu à l'article des tempéramens, qu'il est des hommes auxquels la jouissance est un besoin, & d'autres que leur constitution froide ne porte que très-peu vers l'amour : de ces différences naît nécessairement la mesure

___

[a] Voltaire.

où chaque individu doit prendre celle de ses forces, pour ne pas outrer la Nature par des excès qu'elle n'avoue jamais.

LE plaisir, lorsqu'on en use avec modération, est sans contredit une cause qui concourt à entretenir la santé : une surabondance de liqueur prolifique dans un homme vigoureux & à la force de l'âge, trouble les fonctions & affecte même l'esprit, si cet homme s'obstine à vivre dans le célibat. Ceux qui ont nié que cette surabondance pût jamais nuire, n'ont guères porté leur attention sur un objet aussi intéressant.

GALIEN regarde la rétention de la semence comme capable de produire des accidens très-graves. Ce Médecin célèbre nous a conservé l'histoire d'un homme & d'une femme que l'excès de cette humeur rendoit malades, & qui furent guéris en renonçant à la continence qu'ils s'étoient impofée. Les obfervations que j'ai rapportées à la fuite des tempéramens, prouvent qu'il y a peu de praticiens qui n'aient apperçu cette influence de la liqueur féminale fur certaines perfonnes.

ZACUTUS parle de deux hommes auxquels la fuppreffion des plaifirs de l'amour fut fuivie d'accidens funeftes. L'un fut attaqué d'une tumeur à l'ombilic, qu'aucun remède ne put diminuer, & que le mariage diffipa; l'autre, eut recours à des Médecins qui n'examinèrent pas fon état avec affez d'attention; il eut des vertiges, bientôt après des attaques d'épilepfie, & il mourut dans un violent accès : à l'ouverture du cadavre, on trouva la caufe de la maladie dans les véficules féminales & le canal déférent.

M. Tiffot rapporte qu'un Médecin

respectable par son savoir & par son âge, qui avoit suivi long-temps les armées Autrichiennes en Italie, avoit remarqué que ceux des soldats Allemands qui n'étoient point mariés, & qui vivoient sagement, étoient souvent attaqués d'accès d'épilepsie & de priapisme. [a]

LANZONI a laissé deux observations qui prouvent l'efficacité du mariage dans certaines maladies. La première concerne un jeune homme attaqué d'une fiévre quarte rebelle à toutes les ressources de l'art, & qui fut guéri par la complaisance d'une femme qui s'intéressoit à son sort La seconde observation a pour sujet, une jeune veuve d'un tempérament ardent, qui attaquée d'épilepsie, trouva sa guérison, dans les bras d'un second mari vigoureux. (b)

___

[a] Voyez l'*Onanisme*, art. IV. sect. XI.
[b] Voyez les *Anecdotes de Médec.* CCXXVI.

IL faut fe rappeller ce que j'ai dit ailleurs en parlant du traité de la *Nymphomanie*. On a dû y voir que le remède le plus efficace contre les accidens produit par cette cruelle maladie, c'eft le mariage ; les obfervations données par l'Auteur le démontrent d'une manière inconteftable. (*a*)

LES Anatomiftes viennent à l'appui de ce que l'on avance ; Riolan difféqua une fille âgée de trente ans, &parl' infpection des ovaires il ne balance en aucune façon pour affurer que la mort de cette fille étoit une fuite du célibat dans lequel elle avoit veçu. M. Le Duc, célèbre Chirurgien, fit la même obfervation à l'Hôpital de la Salpétrière à Paris, (*b*) & j'obferverai

____

[*a*] Voyez, pag. 75 , 120, 149 & 150, de l'édition in 80.

[*b*] *Tableau de l'Amour Conjugal*, IIIe. partie, chap. II. Voyez auffi Ambroife Paré, *de la Génération*, chap. LII, — LVII.

qu'il est peu de Praticiens qui ne puisfent fournir une observation à ce sujet, sur-tout parmi ceux qui suivent les maladies ordinaires dans les grandes maisons où sont rassemblés des individus des deux sexes, qui vivent célibataires.

CES observations suffisent pour démontrer qu'il y a des circonstances où le mariage est indiqué comme le moyen le plus efficace d'obtenir la guérison de plufieurs maladies. Celles mêmes qui font attachées à la constitution dominante de chaque individu, disparoissent à la vue de l'Amour. Les hommes du tempérament bilieux font sujets à plufieurs indispositions s'ils se privent des plaifirs du mariage ; ils entretiennent la gaieté chez les hommes sanguins ; ils la font naître chez les mélancoliques, & échauffent doucement les pituiteux. Il n'y a personne qui n'ait remarqué que l'engourdissement, la pesanteur, les lassitudes produites par l'oisiveté, les songes fatigans, l'insomnie, & d'autres indispositions, sont prévenues par l'usage modéré des plaisirs, ou se calment dès-que ceux-ci sont amenés par la prudence.

Il seroit difficile de donner un preuve plus sensible de l'influence du mariage sur la santé, qu'en faisant appercevoir les effets qu'il opère sur les filles attaquées des *pâles couleurs*. Sans vouloir attribuer toujours cette indisposition à l'Amour, puisque très-souvent elle a d'autres causes, il est certain que les plaisirs du mariage concourent puissamment à rétablir la santé des personnes attaquées de cette maladie. Voyez cette jeune fille dont le visage pâle ou jaune annonce le mal qui la tourmente; son corps est lourd, sa tête douloureuse, sa respiration interrompue à chaque inſtant, lui permet à peine d'articuler quelques mots qu'elle prononce d'une voix foible, chancelante, & entrecou-pée ; elle deſire des alimens qui lui ſont contraires, & refuſe ceux qu'exige ſon état ; ſes yeux ternes, ſes regards ſom-bres & languiſſans, excitent la com-paſſion de ceux qui la voient ; elle ſem-ble ne plus tenir au monde, & tout dans la Nature eſt indifférent à ſes yeux , ſi l'on en excepte l'amant pour lequel ſon cœur conſerve encore quelqu'activité. Que l'hymen adouciſſe ſon ſort , tout change ; c'eſt un rayon du ſoleil diſſi-pant les nuages qui obſcurciſſent le ciel ; les lis , les roſes s'empreſſent d'éclorre ſur le viſage de la jeune fem-me , & ils marquent ſa joie.

AUTANT le phyſique de l'Amour, lorſque l'on en uſe avec modération, répand des influences ſalutaires ſur la santé , autant son usage excessif nous plonge dans des accidens funestes. Forcer le plaisir, c'est empoisonner une liqueur agréable & bienfaisante : épuiser ses forces par des jouissances trop répétées , c'est se creuser un précipice dont on ne s'appercevra que lorsque l'on y sera tombé,

L'IMPORTANCE de la liqueur séminale pour entretenir une santé vigoureuse, annonce qu'il est toujours nécessaire qu'une partie de cette liqueur précieuse soit repompée dans la masse du sang après qu'elle a atteint toute sa perfection : rien ne peut la remplacer en nous, puisque les Médecins de tous les siècles ont cru unanimement, que la perte d'une once de cette humeur affoiblissoit plus que celle de quarante onces de sang, Il faut nécessairement admettre la semence, tant qu'elle est dans le corps , comme un agent qui communique de la force à toutes les parties, & leur donne une nouvelle vigueur. Les changemens qui s'opèrent en nous à l'âge de puberté, & qu'on ne remarque pas dans les Eunuques, en font une preuve inconteftable.

TROP de diffipation de la liqueur féminale, n'eft pas feulement ce qui peut nuire à la fanté, dans l'ufage du phyfique de l'amour ; la manière dont nous nous préfentons pour y facrifier, y contribue quelquefois, ainfi que je l'ai dit au chapitre de la *Stérilité*; à quoi il faut ajouter des agitations trop violentes dans une action qui n'en exige pas , lorfque c'eft la Nature qui la prefcrit.

EN confidérant l'émiffion trop fréquente de la liqueur prolifique comme la feule caufe des maladies qui fuivent des actes trop répétés, (& cette caufe fuffit bien elle feule pour les occafioner,) nous verrons dans tous les Praticiens anciens & modernes, des observations frappantes, capables d'épouvanter les hommes téméraires qui sacrifient leur santé aux plaisirs.

HIPPOCRATE, le plus ancien & le plus exact des observateurs, a bien connu les maux produits par l'abus des plaisirs de l'Amour. Il les décrit sous le nom de *consomption dorsale.* Cette maladie, dit-il, naît de la moëlle de l'épine du dos. Elle attaque les jeunes mariés ou les *libidineux.* Ils n'ont pas de fièvre, & quoiqu'ils mangent bien, ils maigrissent & se consument. Ils croient sentir des fourmis qui descendent de la tête le long de l'épine. Toutes les fois qu'ils vont à la selle, ou qu'ils urinent, ils perdent abondamment une liqueur séminale très-limpide.

Ils sont inhabiles à la génération, & ils sont souvent occupés de l'acte véné-

rien dans leurs songes. Les promena-
des , sur-tout dans les routes pénibles,
les essoufflent , les affoiblissent , leur
procurent des pesanteurs de tête & des
bruits d'oreilles ; enfin une fiévre aiguë
termine leurs jours. (*a*)

ARÉTÉE décrit ainsi les maux produits par une trop abondante évacuation
de semence. Les jeunes gens , dit-il ,
prennent l'air & les infirmités des vieillards ; ils deviennent pâles , efféminés ,
engourdis , paresseux , lâches , stupides
& même imbéciles ; leur corps se courbe-
be , leurs jambes ne peuvent plus les
porter, ils ont un dégoût général, ils
font

____

(*a*) *Lib. II. de Morbis.* Au **VI.**e livre des Epidémies,
[*sect.* 8. Hyppocrate parle encore de la consomption
dorsale, sous la dénomination de *Tabes Dorsalis* :
on y trouve l'observation frappante d'un jeune homme, qui fut attaqué de cette maladie à vingt-cinq
ans & qui en mourut.

font inhabiles à tout ; plufieurs tombent dans la paralyfie.

LOMMIUS, dans fon Traité des maladies, décrit avec force la confomption qui fe manifefte à la fuite des épuifemens vénériens. Je l'ai remarquée plus d'une fois, dit ce Médecin, dans l'exercice de ma profeffion. Ces fortes de malades quoiqu'ils foient fans fièvre & fans dégoût, ne tirent aucune nourriture des alimens qu'ils prennent . .. plus le mal s'invétère , plus le malade eft travaillé, les jambes lui enflent... il vient à quelques-uns des ulcères aux lombes, qui fe reproduifent ailleurs tandis qu'ils guériffent en un endroit... il arrive enfin une *fuffufion* qui les rend entièrement aveugles. On obferve que cette maladie ceffe quelquefois & revient dans la fuite ; ce que j'ai vu arriver, continue Lommius, au bout de fept années à un Médecin ... qui en

II. Partie. G

avoit perdu la vue, & qui éprouva fur lui-même le trifte événement de cette maladie, qu'il avoit auparavant remarquée dans plufieurs autres. (*a*)

LES fymptômes qui accompagnent les maladies caufées par des épuifemens extraordinaires, ne font pas toujours auffi funeftes ; il n'en eft pas moins vrai que la jouiffance trop répétée nous mine infenfiblement, & que nous appercevons le mal lorfqu'il n'eft plus temps d'y remédier. Il corrompt notre efprit, abat notre courage, & empêche l'élévation de notre ame. On

(*a*) *Tableau des maladies*, &c. art. XXIX, *la Phthifie dorfale.* On peut ajouter aux Auteurs que l'on vient de citer les tableaux effrayans que l'on trouve dans Celfe, Galien, Aëtius, Tulpius, Hoffman, Boerhaave, M. Van Swietten, &c. Voyez l'*Onanifme*, dans lequel M. Tiffot a joint fes obfervations particulières à celles des hommes célèbres que je viens de nommer : art. I. fect. IV, V ; art. II. fect. V, VIII ; art. III, fect. X, de la troifième édition, Laufanne 1764.

ne fait pas affez d'attention aux fuites malheureufes des paffions effrénées , parce qu'il eft des perfonnes qui n'en reffentent les effets que très-tard ; je veux dire dans l'âge où ces perfonnes commencent en quelque forte à quitter la fociété par l'impuiffance d'y être quelque chofe. On n'a plus alors les yeux fur eux ; retirés dans le fein de leur famille , s'ils ont le bonheur d'avoir encore ce fecours , ils fouffrent des maux cruels ignorés du refte des hommes ; ils paient le tribut que la Nature a impofé fur la débauche..... Que n'exifte-il un tribunal , où chaque Médecin puiffe aller dire publiquement ; *le malade qui vient de mourir a abrégé fes jours en les diffipant par des excès !* Au moins les hommes qui ignorent ce que ces excès peuvent occafioner en feroient inftruits ; & ceux qui le font, fans en profiter , feroient effrayés par le nombre des victimes qui tombent sous le fer du libertinage.

Le Médecin qui sait observer, a tous les jours occasion de reconnoître cette influence fatale des excès sur la vie. Il n'a pas même besoin d'être appellé pour pénétrer les causes qui d'un homme vigoureux en ont fait un homme foible, & qui ne reste au monde que parce que le mal n'a pas encore agi avec toute son activité. Je vois une personne qui peu à peu perd son embonpoint ; sa tête n'est plus garnie de cheveux comme auparavant ; ses yeux sont ternis, livides, tristes, enfoncés, elle ne discerne les objets qu'à une petite distance ; les joues sont décolorées, pendantes ; les narines desséchées, le front aride & calleux ; la respiration est difficile, tout le corps perd sa rectitude, &c. Je vois avec douleur que

cette perfonne ne fent pas fon mal ;
qu'elle continue à fe livrer avec effort
aux plaifirs, & qu'elle ne s'appercevra
du danger que lorfque le cerveau,
l'eftomac, la poitrine, tous les vifcè-
res enfin, refuferont de fe prêter aux
fonctions pour lefquelles ils font deftinés. Ah ! que le mal que produit
l'amour, dit Venete, eft trompeur,
jufqu'au moment où il eft le plus redoutable !

Il eft des circonftances où le plaifir, même pris modérément, peut occafioner la mort. Il eft certain que dans
la maladie il faut s'en priver abfolument ; & il n'eft pas moins certain
qu'il eft deveuu mortel pour quelques
perfonnes qui n'avoient pas entièrement recouvré leurs forces avant que
de s'y être livrées. Pline nous apprend que le Préteur Cornelius Gallus,

& Titus Aetherius hommes d'Armes Romains , trouvèrent la mort dans l'inftant que l'Amour marquoit le plai-fir. (*a*) Tabourot nous a conferve dans fes *bigarrures* plufieurs épitaphes de perfonnes qui avoient perdu la vie en goûtant la volupté. (*b*) On en voit auffi quelques exemples dans Mon-tagne. (*c*) Il feroit difficile d'expli-quer ce qui a pu caufer ces accidens à des perfonnes qui d'ailleurs jouiffoient

---

(a) Le même eft advenu , dit encore Pline , de notre temps à deux hommes Romains , qui mou-rurent tous deux , ayant affaire à un pantomime..... lequel étoit fort beau jeune homme. **Liv. VII.** chap. 53.

(b) *Cy gift le Seigneur de Manas ,*
Lequel de fa propre allumelle
Se tua prenant fes ébats
Sur . . . . &c.

Voyez les *Bigarrures & touches du Seigneur des Accords* , Chap. XXII. On y trouve des Epitaphes , Latines , Françoifes & Italiennes fur le même fujet.

[c] **Liv. I.** chap. XIX.

d'une bonne santé ; il faut croire que l'amour violent , la *contention* de l'ame a suffit pour arrêter subitement les cours des esprits dans des personnes trop passionnées. (*a*) Ce qui doit nous tranquilliser , est la rareté de ces exemples terribles.

GALIEN rapporte , qu'un homme qui n'étoit pas tout à fait guéri d'une violente maladie , mourut la même nuit qu'il paya le tribut conjugal à sa femme. M. Van-Svieten a connu un épileptique , qui fut attaqué de l'accès la nuit de ses noces. Hoffman , parle d'une femme très-lubrique , qui étoit attaquée du même mal après chaque conjonction. Boerhaave a connu un

---

(*a*) Toutes les passions en général peuvent causer une mort subite ; & les Auteurs de tous les siècles nous en ont transmis des exemples ; ainsi l'amour peut produire le même effet que la joie, la tristesse, la colère, la haine.

homme qui mourut dans la première jouiſſance. M. de Sauvages a donné l'obſervation ſingulière d'un homme, qui au milieu de l'acte éprouvoit, (& le mal a duré douze ans,) un ſpaſme qui lui roidiſſoit tout le corps, avec perte de ſentiment & de connoiſſance. Bartholin vit un nouveau marié attaqué le lendemain de ſes noces, après des excès conjugaux, d'une fiévre aiguë avec un grand abattement, des défaillances, des ſoulevemens d'eſtomac, une ſoif immodérée, des rêveries, l'inſomnie & beaucoup d'inquiétudes. Cheſnau, vit deux jeunes mariés qui eſſuyèrent, la première ſemaine de leur noces, des accidens qui les conduiſirent au tombeau en peu de jours. (a)

UN homme mélancolique épouſa

-----

[a] Voyez l'*Onaniſme*, art. I. I.e & IV. Sect.

une jeune veuve dans les chaleurs de
l'été ; il voulut se signaler avec sa nouvelle épouse , il tomba dans une mai-
greur extraordinaire , & quelque temps
après il devint maniaque. (*a*) Fabrice
Hilden nous a conservé l'histoire mal-
heureuse d'un jeune homme à qui on
avoit coupé la main , & qui , lorsque
sa guérison avançoit , voulut satisfaire
des desirs , auxquels sa femme , avertie
par le Chirurgien , se défendit de répondre : ce jeune homme se procura
sans la participation de sa femme une
émission de semence, qui fut immédiatement suivie d'accidens violens ,
dont il mourut au bout de quatre
jours. (*b*)

J'AI vu un homme , qui après s'être
fait saigner pour une contusion , ayant

[*a*] Voyez *Tableau de l'Amour Conjugal*, III. part.
chap. I.

[*b*] *L'Onanisme*, art. IV. sect. XI.

prouvé à femme qu'il n'avoit point perdu toutes ſes forces, excita une hémorragie conſidérable par l'ouverture de la ſaignée ; il fut obligé de s'abſtenir aſſez long-temps du coït, parce qu'il ſe ſentoit attaqué d'éblouiſſemens, de vertiges, lorſqu'il vouloit s'y eſſayer.

LES hommes ſujets à des attaques de goutte, ne peuvent trop s'attacher à domter l'ardeur qui les porte vers l'acte vénérien, puiſque l'expérience démontre tous les jours que les excès dans ce genre font naître l'affection goutteuſe. C'eſt ainſi que s'exprime M. Coſte dans le traité intéreſſant qu'il a donné ſur cette maladie. Il eſt prouvé que les effuſions trop fréquentes de ſemence, auxquels ſe livrent les hommes, après les avoir affoiblis, leur ôtent de très-bonne heure la force des jambes..... ils ne ſont plus capables de

marcher, ni de se tenir debout, sans
éprouver des lassitudes insupportables ;
ils perdent la faculté d'engendrer,
parce que les muscles ne peuvent plus
se contracter, & parce que leur semence a trop dégénéré ; ils sont sujets
à frissonner, sur-tout après l'acte vénérien ; ils perdent l'estomac, l'appetit,
& leur sang est tellement appauvri,
qu'ils tombent aisément dans les maladies putrides & scorbutiques : la goutte
dont ils sont attaqués, leur fait naître
très-vîte la pierre dont les reins & dans
la vessie.... Ce sont ces gens-là qui
sont sujets à cette espèce de goutte,
qu'on nomme remontée, qui se jette
si facilement sur les viscères, & qui
tue le malade en trois fois vingt-quatre
heures. (*a*)

[*a*] *Traité-pratique de la Goutte*, par M. Coste,
Conseiller, Docteur en Médecine, &c. III.ᵉ édit.
Paris, 1768, chap. IV.

IL n'y a pas de moyen plus sûr, ni plus prompt, pour acquérir la goutte, que de se livrer trop au plaisir vénérien.... C'est la volupté la plus piquante, la plus agréable, & la plus universellement recherchée dans les quatre parties du monde. Depuis l'Hottentot jusqu'au Lapon, & depuis l'Espagnol jusqu'au Tartare, tout homme affecte & recherche cette volupté.... & l'on a toujours payé très-chèrement les excès qu'on y a faits ; la goutte en est très-souvent le prix.... Les praticiens ont toujours trouvé, que sur cent goutteux, il y en avoit quatre-vingt-dix qui ne l'avoient acquise que par l'abus de Venus ; & ce sont ceux-là qui ont fait penser que la goutte étoit incurable, (dit encore M. Coste,) parce qu'un corps énervé est tout à fait sans ressource ; ils en périssent presque tous.... On trouve en Turquie

quantité de vrais musulmans attaqués
de la plus mauvaise sorte de goutte ;
ils n'ont jamais bu de vin , mais ils se
sont épuisés dans leurs serrails. (*a*)

LE plaisir de Venus est difficile à
quitter quand on est jeune : il faut cependant que la prudence le guide par-
tout ; rien n'est plus prompt à faire
renaître la goutte avec toute sa violence , que les écarts de ce genre ; il
ne faut s'y livrer , qu'autant ou peut-
être moins encore que le devoir du
mariage ne le demande ; assez pour
se donner des héritiers , & jamais assez
pour satisfaire la passion de l'un des
deux époux. (*b*)

VENETTE, ne fait aucune difficulté
de dire, que la goutte, souvent engen-
drée par les caresses des femmes , en

[*a*] *Idem* , chap. VII.
[*b*] *Idem* , chap. XXII.

est quelquefois guérie ;.... qu'il s'est vu des goutteux qui ont été soulagés lorsqu'ils ont usés avec modération du physique de l'amour. (a)

L'AUTEUR du Traité de la goutte est d'un avis très-éloigné de celui de Venette, lorsqu'il dit ; les goutteux peuvent choisir entre laisser leurs femmes tranquilles, & guérir de la goutte : ou bien continuer de les caresser & rendre leur mal totalement incurable...... Chaque fois qu'un goutteux voit une femme, s'il est jeune, il ajoute une nouvelle racine à sa maladie ; & s'il est vieux, il creuse un pied quarré de sa fosse. (b)

LES hommes sont facilement induits

(a) *Tableau de l'Amour conjugal*, III.e partie, chap. II.

(b) *Traité-pratique de la Goutte* ; voyez *l'Appendice* ; & parmi les Observations, la VIII.e, la X.e & la XIV.e

en erreur, & la croyance dans laquelle
font quelques perfonnes que l'acte vénérien foulage les goutteux & plufieurs
autres malades, en feroit une preuve,
s'il en étoit néceffaire pour démontrer
quel accueil on fait aux préjugés lorfqu'ils flattent nos paffions.

Il eft certaines maladies qui paroiffent favorables à l'action des parties
qui coopèrent à la génération : on met
dans cette claffe l'ivreffe que produit
les fubftances que l'on prétend aphrodifiaques, & nous avons dit ailleurs
ce qu'il en falloit croire. (*a*) Nous nous
contenterons de rappeller ici que ces
fubftances, ou excitent le délire, &
dans ce cas un homme que fon tempérament porte à l'amour y fera excité ;
ou elles agiffent en irritant la veffie,

[*a*] Tome I.er de cet Ouvrage, chap. IV.

& alors les parties qui avoisinent celle-ci s'enflammeront, sans que pour cela un homme réunisse les conditions absolument nécessaires pour la consommation de l'acte. C'est ainsi qu'agissent les cantharides, (*a*) & que certains animaux venimeux ayant blessé un homme, le venin se porte avec rapidité aux parties naturelles, & y cause des accidens que l'on s'obstine à vouloir regarder comme les signes d'une *puissance* extraordinaire. (*b*)

LE venin de la rage lorsqu'il a commencé à faire des progrès, agit également sur les parties naturelles ; soit que se mêlant avec la liqueur séminale, il la rende plus âcre, plus piquante, & que l'urine plus ardente irrite les vé-

---

[*a*] *Idem, ibidem.*

(*b*) Voyez *les recherches sur les Américains*, I.re partie.

ficules séminales comme le prétendent des médecins célèbres ; (*a*) soit que le virus hydrophobique ne communique point aux humeurs son caractère destructif & qu'il n'agisse qu'en offensant les nerfs ; (*b*) il n'est pas moins vrai que les hydrophobes sont attaqués du priapisme. (*c*)

La lèpre, ce fléau amené en Europe du temps des Croisades, & que les Européens ont transporté en Amérique, étoit regardé, & l'est encore parmi les Américains comme une maladie capable d'augmenter les forces générati-

(*a*) Voyez la *Dissertation sur la nature & la cause de la Rage*, par M. de Sauvages, art. *Priapisme des hydrophobes. Mémoires sur divers sujets de Médecine* par M. le Camus, &c.

(*b*) Voyez les *Essais anti-hydrophobiques* par M. Boudot en 1770, in-4.o pag. 14 & suivantes.

[*c*] Boerhaave, *aphorismes* ; Col de Villars, *cours de chirurg.* M. de Sauvages, *dissert.* sur la rage ; M Boudot, *essais anti-hydrop.* Bonet. *sepulchret.* &c.

ves des hommes infectés de ladrerie. La lubricité des lépreux étoit, dit-on, exceſſive, & même plus dangereuſe que leur mal. (*a*)

CEUX qui ont le malheur d'être atteint de la goutte ne ſavent que trop qu'une irritation violente ſe fait quelquefois ſentir aux parties de la génération, ou pour parler plus exactement à la veſſie & aux reins ; ſoit que l'humeur goutteuſe ſe porte de préférence à ces parties, ſoit qu'une pierre commence à ſe former dans l'une ou dans l'autre, ce qui eſt aſſez ordinaire dans la maladie dont il eſt queſtion. (*b*)

QUI aſſurera que dans toutes les maladies qui paroiſſent affecter la peau, & qui par conſéquent doivent changer

---

(*a*) *Recherches ſur les Américains*, IV.e part. ſect. I.re *Voyage* d'Ulloa *au Pérou*, tom. I.er *Œuvres* de Paré, chap. X du XX.e livre.

(*b*) Voyez Paré, liv. XVIII. chap. XII.

beaucoup les loix de la tranſpiration, les hommes ne croient ſentir une nouvelle force pour l'acte vénérien, s'ils ne conſultent que l'organe extérieur qui en eſt le principal agent ?

IL réſultera de ces différentes obſervations, que l'uſage des aphrodiſiaques, ainſi que je l'ai déjà dit, en irritant les parties de la génération, les offriront dans un appareil impoſant qui ſeul ne ſuffit pas pour conſommer l'acte. Que le venin de la rage produira le même effet, ainſi que l'humeur lépreuſe, la matière de la goutte, peut-être celle de la galle, &c. que la préſence d'une pierre dans la veſſie ſuffira pour faire croire à celui qui en eſt attaqué, qu'au milieu des douleurs les plus cuiſantes, l'acte de la génération ſoulageroit ſon mal. Il ſeroit abſurde d'inférer de-là que l'union des ſexes ſoit un moyen de guérir ces maladies.

CEUX qui par imprudence ou autrement, auroient fait usage des prétendus aphrodisiaques, se traiteroient mal, s'ils n'imaginoient d'autre moyen d'appaiser les accidens qu'ils éprouvent que par l'acte vénérien. (*a*)

MALGRÉ la fureur érotique que l'on suppose aux hydrophobes, une observation affligeante annonce que l'usage du coït a suffit pour causer la mort à un homme mordu depuis long-temps. En 1743, à Mauras, dans le Pays de Vaud, un homme blessé deux ans & demi auparavant par un chien enragé, enragea la nuit de ses noces, & mordit sa femme au sein. Tous deux moururent bientôt après. (*b*)

[*a*] Voyez le chap. IV du tome I.er où se trouvent les remèdes contre les effets que produisent les cantharides & les autres poisons dont quelques personnes ont eu la témérité de faire usage.

[*b*] *Dissertation sur la rage*, par M. de Sauvages ; *loco citato.*

Il résultera encore de ces faits, que dans tous les temps, les hommes ont marché d'erreurs en erreurs ; que rien ne leur a échappé lorfqu'il s'agifsoit de relever leur amour propre humilié, & que leur orgueil a voulu tirer parti des moyens les plus abfurdes pour ne point tomber dans l'avilissement & le mépris...... Les cerveaux dérangés qui ont fait ufage des prétendus aphrodifiaques, en ont raconté des prodiges lorfque leur imprudence n'a point été fuivie de la mort. Les goutteux, les hommes travaillés de la pierre, les lépreux même fe font annoncés comme ayant des facultés toujours enviées par les autres individus..... N'eft-il pas fingulier, qu'un homme perclus, & qui doit fes infirmités à la débauche ; dont les organes flétris n'éprouvent que le fentiment aigu de la douleur, paffe encore pour capable de favourer la volupté ?

UNE observation que tout le monde peut faire , c'est que les hommes qui, après avoir été tranquilles sur le physique de l'amour , se marient & se livrent avec toute l'ardeur du tempérament aux amorces de la volupté, essuient presque toujours quelques maladies graves. Il y a même certains pays où les accidens qui surviennent aux jeunes mariés, se ressemblent par l'analogie qui existe entre la constitution de chaque individu. J'ai vu un canton où une partie des hommes qui s'y marient pour la première fois , perdent leurs cheveux peu de temps après leur mariage. Baile a remarqué qu'en Hollande , la voix des Ministres Protestans s'altéroit à un certain point dès qu'ils étoient mariés.

CES observations confirment ce que j'ai dit de l'influence de l'air & des eaux dans certains pays, en parlant de la *Stérilité*. M. Pibrac a lu , dans

une féance publique de l'Académie
Royale de Chirurgie en 1760, un
mémoire qui fait connoître la poffibilité d'un travail fuivi, dans lequel on
établiroit les règles de falubrité ou d'in-
falubrité, tant abfolue que relative,
même dans les différens quartiers d'une
ville. Ce Chirurgien célèbre croit même que chaque rue a fon climat particulier, par rapport à l'afpect du foleil,
à l'influence des vents ; & qu'une-ha-
bitation falutaire à une perfonne, devient très-nuifible à une autre. Chargé
de vifiter en 1743 trente-fix mille
hommes qui fe font préfentés pour tirer à la milice de la ville de Paris,
il a profité de cette occafion unique,
qui lui montroit à la fois une très-
grande quantité de perfonnes rebuftes
de chaque quartier de Paris ; il voyoit
en même temps dans le détail ceux
que leurs infirmités difpenfoient de ti-

rer au fort. Il a remarqué que les hommes étoient plus fort & plus vigoureux dans les Fauxbourgs S. *Martin* & *S. Denis*; plus foibles dans la *Cité*; que les poitrinaires étoient plus nombreux dans le quartier S. *Honoré*; que les maladies de la peau étoient fréquentes dans le quartier de S. *Benoît*; qu'on étoit plus sujet à la pierre dans le quartier de S. *Antoine*, & à la cataracte dans le bas du Fauxbourg S. *Germain*, vers la rivière, &c. &c. Qu'il seroit à souhaiter que le travail de M. Pibrac fût continué, & qu'on en dirigeât les observations sur ce qui est relatif à la multiplication de l'espèce humaine!

L'INFLUENCE du physique de l'Amour paroît produire moins de ravage chez les femmes que chez les hommes; & il est facile d'en rendre raison raifon , [fi l'on admet chez elles une liqueur féminale] en difant que la liqueur qu'elles répandent eft moins précieufe , moins travaillée que celle des hommes. D'ailleurs , une partie des femmes étant difficiles à *émou-voir* , & une autre partie étant d'une conftitution abfolument inhabile, je ne dis pas à la génération , mais au plai-fir, les excès n'en font pas pour elles... On ne s'incommode pas à table lorf-que l'on n'y eft que par bienféance , & que les vins les plus exquis ne peuvent exciter à s'y livrer. [*a*]

(*a*) Les filles, que l'indigence ou le libertinage jette dans l'état malheureux de Courtifannes , fe-roient bientôt victimes des fatigues attachées à leur fort, fi lors même que des circonftances leurs préfentent le plaifir, elles ne l'éloignoient : celles qui s'y livrent font fouvent attaquées des maladies qui fuivent l'épuifement. M. Tiffot dit qu'en 1746, une fille âgée de 23 ans, défia fix Dragons Ef-pagnols , & foutint leurs affauts pendant toute

LA jouiſſance a rarement des ſui-
tes dangereuſes chez les femmes que la
la Nature a favoriſé d'un tempérament ardent pour les dédommager du
peu d'eſprit qu'elles ont : on peut
dire, que chez ces perſonnes le plaiſir
tient ſtrictement à la matière ; auſſi
n'influe-t-il que ſur le corps. Ces femmes ſont la portion des citoyens la
plus utile à l'état, puiſque les enfans
qu'elles lui donnent ſont les plus vigoureux, tandis que ceux qui doivent
leur naiſſance à une femme qui joint à
un tempérament lubrique l'art d'analy-
ſer le plaiſir, l'art de *raiſonner* la volupté, ſont preſque tous des individus
chétifs. La jouiſſanee des perſonnes
chez leſquelles l'imagination ſupplée à

____

une nuit ; elle expira le ſoir. Cette ſcène affreuſe
ſe paſſa à Montpellier. Voyez l'*Onaniſme*, art. II,
Sect. VII.

la force corporelle, dégénère en maladie à mesure qu'elles vieilliffent; leurs
fenfations font alors des plus vives, les
nerfs en font très - affectés, & on a
vu des femmes qui, après avoir paffé
une partie de leur vie dans les plaifirs
fentimentés, éprouvoient des convulfions violentes, lorfque dans l'âge, où
les organes de la volupté fe refufent
aux defirs, elles vouloient encore appeller la jouiffance.

IL eft des femmes pour qui le plaifir eft dangereux, non par lui-même,
mais par les difpofitions qui y condui-
fent. Un homme caractérifé tel à un
degré exceffif, rend fes plaifirs funeftes à celle qui les partage. Ceux qui,
moins favorifés du côté du corps croient
fuppléer à ce qui leur manque, en mul-
tipliant des efforts fouvent inutiles,
s'expofent à voir un jour des maladies
lentes attaquer la femme peu robuf-

te qui a partagé leurs transports. Ces maladies sont souvent incurables, parce qu'elles ont leur siége dans des parties que la Nature a caché à nos yeux, & que presque toujours on ne les attribue pas à la cause qui les produit. [a] *Les plaisirs mesmes que les hommes ont à l'accointance de leurs femmes sont*

---

[a] Il est peu d'hommes que la Nature ait mis en état de blesser la matrice dans les caresses de l'Amour, mais il en est qui, par leur mal-adresse ou leur brutalité, peuvent occasionner des hémorragies considérables ; ces accidens sont plus fréquens pendant la grossesse, & c'est aussi le temps où les hommes doivent apporter plus de précautions dans leurs embrassemens. J'ai parlé au chapitre de la *Stérilité*, des attitudes forcées d'où peuvent résulter des inconvéniens considérables, & c'est encore de-là que proviennent plusieurs maladies auxquelles on ne fait attention que lorsqu'elles ont fait assez de progrès pour résister aux remèdes. *L'Histoire des maladies des personnes mariées*, est un livre devenu plus nécessaire que jamais, & qui néanmoins n'a encore occupé personne que je sache.

réprouvés, *si la modération n'y est
observée..... Ces enchérimens deshontés,
que la chaleur première nous suggère
en ce jeu, sont non indécemment seulement, mais dommageablement employés envers nos femmes.* (a)

UNE Reine d'Arragon fut obligée de
rendre un arrêt contre un Catalan, dont
la femme se plaignoit de l'excessive
vigueur. Cet homme convint que chaque nuit étoit marquée par dix triom-
phes ; sur quoi la Reine après mûre
délibération de conseil, défendit à ce
héros, sur peine de la vie, d'approcher sa femme plus de six fois chaque
jour. *Elle ordonna*, dit Montagne, *ce
nombre, pour bornes légitimes & nécessaires : relaschant & quittant beaucoup du besoing & du desir de son sexe,
pour establir*, *disoit-elle, une forme*

(a) Montagne, liv. prem. chap. XXIX.

ayſée , & par conſéquent permanente &
immuable.... En quoi s'écrient les Doc-
teurs , quel doit être l'appétit & la con-
cupiſcence féminine , puiſque leur raiſon ,
leur réformation & leur vertu , ſe taille
à ce prix ! (a)

Ce fait rare eſt encore moins merveilleux que l'obſervation récente con-
ſignée dans le Journal de Médecine.
Elle a pour ſujet un vieillard âgé de
quatre-vingt-ſeize ans , « qui ayant
» épouſé une femme qui n'en a que
» quatre-vingt-treize , remplit trois
» fois par nuit les devoirs du mariage
» auſſi vigoureuſement que le pour-
» roit faire l'homme le plus robuſte.

---

[a] Liv. III. chap. V. Venette , & après lui
l'auteur des *Anecdotes de Médecine* , diſent que
c'eſt le Roi d'Arragon qui porta cet Arrêt, mais
il y a tout lieu de donner plus de croyance au récit
de Montagne , par les circonſtances qu'il donne de
cette cauſe ſingulière.

» Je fuis fûr, (dit M. Behr, Auteur
» de cette obfervation) autant qu'on
» peut l'être, de la vérité de ce
» fait. Ce qui me furprend le plus,
» (continue-t-il,) c'eft que depuis
» trois ans que cet exercice dure
» prefque toutes les nuits, ce vieux
» athlète n'a éprouvé aucune altéra-
» tion fenfible dans fa fanté. (a)

CES obfervations fembleroient devoir me conduire à examiner combien
de fois un homme peut goûter, durant
une nuit, les douceurs phyfiques de
l'Amour : c'eft un objet que Venette
a traité trop prolixement pour que je
veuille fuivre fes traces ; je confidère
le plaifir relativement au bien ou au
mal qui peuvent en refulter, & non
pas comme un acte que la débauche

____

(a) *Journal de Médecine*, Avril 1757.

essaie de multiplier, & que l'orgueil
augmente encore, lorsque les hommes
veulent en imposer par leurs prétendus
exploits.

DOIT-ON avoir quelque confiance
dans les jeunes gens que la vanité fait
parler ? Non certainement, ou il faut
se préparer à croire des prodiges. Il
en est quelques-uns qui parlent de
bonne foi, & qui s'imaginent avoir
goûté les délices de l'Amour à un
degré qui ne s'accorde guère avec la
délicatesse de leur constitution. Ceux-
ci ont été trompés facilement par l'art
séducteur des femmes qui *vendent le*
plaisir : après les premières approches,
un homme neuf en amour, & qui
brûle du desir de rappeller des sensa-
tions aussi voluptueuses, est souvent la
dupe du manége amoureux, & des
ruses usitées parmi les Courtisannes. Il
ne peut croire que les soupirs, les ex-

taſes *commandés* ne ſoient un effet ſenſible du plaiſir qu'il procure ; il redouble ſes efforts pour le partager, mais
l'illuſion remplace la réalité; il croit
devoir à l'amour des délices qu'on lui
perſuade qu'il a goûté, tandis qu'ils ne
ſont que l'effet d'un art ſéducteur & ſtérile où tout eſt preſtige & fauſſeté......
Combien d'hommes croient avoir eu
les dernières faveurs de telle femme à
la mode, & qui néanmoins ſe trom-
pent !

PARMI les hommes que la vanité
fait parler, on peut placer l'Empereur
Proculus, lorſqu'en écrivant à ſon
ami Métianus, il veut lui perſuader
qu'ayant pris en guerre cent filles Sar-
mates, il les avoit toutes métamorpho-
ſées en femmes en moins de quinze
jours. Il faut obſerver, pour augmenter
la gloire de l'Empereur, que ces filles
étoient vierges lorſqu'elles lui ſont

H v

tombées entre les mains. (*a*) Crucius nous a laissé l'histoire d'un serviteur qui, pendant une nuit, coucha non-seulement avec dix servantes, mais les rendit toutes fécondes. Il ne faut pas oublier l'aventure d'Hercules, qui ayant couché pendant douze ou quatorze heures avec cinquante filles Athéniennes, leur fit à chacune un garçon, qu'on appella ensuite les *Thespiades*. [*b*]

VENETTE, en calculant en général la force des hommes, borne leurs exploits au nombre de cinq pour une nuit, & c'est bien assez; c'est trop même pour tous les hommes, & je ne conseillerois pas à plusieurs de vouloir se

---

(*a*) PROCULUS METIANO *S. P. D. Centum ex Sarmatiâ Virgines cœpi ; ex his, unâ nocte decem inivi ; omnes tamen, quòd in me erat, mulieres intrà dies XV reddidi.*

(*b*) *Tableau de l'Amour conjugal.* II. part. chap. V. art. 2.

régler fur ce tarif. Lorfque j'ai parlé des tempéramens, on a vu à peu près la vigueur que l'on doit accorder à chaque conftitution ; il n'eft pas impoffible que l'homme du tempérament bilieux ne furpaffe le nombre de cinq embraffemens durant une nuit, & il l'eft certainement à l'homme phlegmatique d'arriver jufques-là.

PLUSIEURS circonftances doivent encore influer fur nos plaifirs, outre le tempérament ; on montrera plus de vigueur avec une belle femme que l'on aimera, qu'avec une autre qui lui fera inférieure en beauté. Un homme fera davantage aiguillonné par le plaifir, s'il embraffe une femme que la Nature aura favorifée de ces *riens* qui appellent, facilitent, retardent, accélèrent le moment de la jouiffance. On a vu ailleurs, que les alimens, la faifon, le climat, font encore des agents capa bles de multiplier en nous les sources du plaisir, & par conséquent favoriser l'acte qui l'appelle.

C'est donc à tort que quelques Législateurs ont voulu statuer par les Loix une action qui n'est soumise qu'à la Nature. Solon, cet oracle de la Grèce, la connoissoit-il bien, lorsqu'il prescrivit à ses concitoyens qu'il ne falloit approcher de leurs femmes que trois fois par mois ? Les Rabins qui n'avoient en vue que la conservation du peuple Juif, taxoient le devoir qu'un paysan devoit rendre à sa femme, à une nuit par semaine ; celui d'un marchand ou voiturier à une par mois; celui d'un matelot, à deux nuits par an ; & celui d'un homme d'étude, à une nuit en deux ans. On s'apperçoit qu'il y auroit plusieurs réflexions à faire sur ce sujet, si ce tarif étoit suivi à la rigueur ; mais il s'en faut

beaucoup que les hommes , pour lefquels il fut fait , s'y foient exactement
conformés : l'âge , le tempérament ,
le climat , parlent aux hommes avec
plus de force que toutes les loix hu-
maines.

L'INFLUENCE du mariage fur la
fanté doit dépendre encore de la qualité du plaifir , fi je peux m'exprimer
ainfi : le devoir conjugal fera moins
d'impreffion fur des époux tranquilles,
que fur ceux dont tous les fens parta-
gent la jouiffance. Les perfonnes lafcives confervent encore dans leurs
yeux des étincelles du flambeau de
l'Amour , après qu'il a éclairé leurs
plaifirs ; & on trouve au contraire
des époux dont les jouiffances peu ac-
tives ne laiffent fur eux aucune impreffion , à l'aide defquelles on puiffe de-
viner leur bonheur.

ON observe aussi , que les femmes font devinées plus aisément sur ce qu'elles viennent de faire , que les hommes : le plaisir dont elles jouissent seroit-il plus grand , puisqu'il laisse des traces qui l'annoncent lors même qu'il est passé ? Cette question agitée tant de fois , & résolue d'une manière peu uniforme , ne pourroit être décidée que par un être qui eut pû réunir les avantages qui distinguent les sexes ; l'antiquité nous donne le jugement de Tiresias, qui ayant été homme & femme , prononça , en faveur de Jupiter contre Junon , que les femmes prenoient en amour plus de plaisir que les hommes. Aux noms des intéressés dans cette dispute , on s'appercevra qu'elle est tirée de la fable , ainsi le jugement de Tiresias est recusable. Si l'on s'en rapporte en particulier aux hommes & aux femmes, ils trouveront

que le fexe oppofé à chacun d'eux eft
l'être privilégié de la Nature, par la
raifon du proverbe, *que l'on trouve
toujours la moiffon de fon voifin plus
belle que la fienne.*

RIEN de conftant fur cet objet : les
Anatomiftes démontrent que par la
ftructure des parties néceffaires pour
la génération, les hommes font favorifés dans l'acte dont elle eft le ré-
fultat. En effet, ces longs vaiffeaux
repliés tant de fois fur eux-mémes, &
que la liqueur féminale eft obligé de
parcourir pour chercher à s'échapper,
préfentent des avantages qui ne fe
trouvent pas dans les femmes; la qualité de cette humeur féminale, beaucoup plus fpiritueufe, doit affecter
plus voluptueufement ces mêmes vaiffeaux qu'elle eft obligé de fuivre ; la
ftructure délicate de l'organe néceffaire
à la tranfmiffion de cette liqueur,

doit encore augmenter la fensibilité dans ces momens d'ivreffe... Voilà nos avantages. Les femmes, comme on le voit, en ont moins que nous, mais la délicateffe de leur conftitution, leur foibleffe même leur en procurent quelques-uns dont les hommes font privés. Les parties qui concourent à appeller la volupté, font plus nombreufes que chez les hommes, & l'agitation de quelques-unes fuffit pour exciter toutes les autres. Une partie, fur-tout, d'une fenfibilité exquife, & dont je parlerai dans le chapitre fuivant, eft le fiége du plaifir dans les femmes.

L'IMAGINATION affecte plus les femmes que les hommes dans la trifteffe comme dans la joie; leur genre nerveux eft plus fufceptible d'impreffions, & s'il les faifit avec vivacité, il les conferve plus conftamment dans certaines circonftances. On peut dire auſſi que la jouiſſance a , chez les femmes , des *relations* plus étendues que chez nous.

O N ne ſait trop comment rendre raiſon de la fureur érotique de quelques femmes , dont l'hiſtoire nous rapporte l'impudicité. L'infame Cléopatre , ayant pris le nom d'une célèbre courtiſanne de Rome , ſe rendit dans un lieu de débauche : elle ſurpaſſe , dit Venette , en moins de vingt-quatre heures , de vingt-cinq coups , la courtiſanne que l'on eſtimoit la plus brave en amour ; & après cela , elle avoua qu'elle n'étoit pas encore tout à fait aſſouvie. L'impudique Meſſaline ſouffrit pendant une nuit les efforts amoureux de cent ſix hommes , ſans témoigner d'en être fatiguée. En ne regardant pas ces hiſtoires comme fabuleuſes , il faut convenir qu'il y avoit dans ces débauches plus d'oſtentation

que de plaisir. Il s'est trouvé des femmes dont la fureur amoureuse ne pouvoit être appaisée que par les caresses
de plusieurs hommes ; mais d'après ce
que j'ai dit, on conviendra que quelques actes doivent épuiser le plaisir, &
que la douleur, ou au moins l'indifférence y succèdent.

*TOUTES jouissances ne sont pas
une*, dit Montagne, *il y a des jouissances éthiques & languissantes.* Il est
donc impossible de rien statuer sur le
plaisir qui réunit les sexes, & de décider quel est celui sur lequel il a plus
d'influence. Qu'ils jouissent chacun de
leurs avantages, & que l'homme,
dont le plaisir est si vif, ne croie pas
avoir été négligé par la Nature, si la
femme paroît conserver plus long-temps
que lui l'impression voluptueuse qu'il
a partagé.

UNE Angloise se trouva si piquée

de ce qu'on difoit que les femmes avoient pour le moins autant de plaifir en amour que les hommes, qu'elle fit vœu de virginité pour toute fa vie: elle fuyoit les hommes avec une opiniâtreté incroyable, vécut plus de quatre-vint ans avec cette fantaifie, & mourut ainfi qu'elle avoit vécu. On a d'elle un teftament où tous les legs étoient pour des filles vierges. Son fyftême étoit de prouver que la difproportion des deux fexes aux plaifirs de l'amour, étoit pour moins comme celle de 40 à 83. (*a*)

(*a*) *Effais hiftoriques & philofophiques fur les principaux ridicules des différentes Nations.* **Chap. IX.**

CHAPITRE IV.

Des Parties de l'Homme qui servent à la Génération.

Nous tâcherons d'entrer dans ces détails avec cette sage retenue qui fait la décence du style, & de les présenter comme nous les avons vus nous-mêmes, avec cette indifférence philosophique qui détruit tout sentiment dans l'expression, & ne laisse aux mots que leur simple signification. (a)

DÈS-QUE les hommes observent un phénomène, ils se hâtent d'en trouver l'explication. La curiosité s'exerce sur tout ce qui paroît contrarier le cours ordinaire de la Nature, tandis que les

_____

(a) *Histoire Naturelle*, &c. par M. de Buffon, tom. IV.

chofes plus immédiatement foumifes à
nos fens, font négligées pour la plupart. Rien de plus commun fans doute
que l'ufage des Parties qui concourent
à la Génération, & rien de plus ignoré
chez beaucoup d'hommes que la ftructure de ces mêmes parties. On jouit du
plaifir qu'elles nous procurent, fans
vouloir en rechercher la caufe dans
leur organifation : fi ce motif ne peut
exciter la curiofité de quelques perfonnes, il en eft un du moins qui in-
térefle davantage; c'eft la fatisfaction
de pouvoir connoître les accidens qui
affligent quelquefois des parties auffi
délicates; c'eft encore celle d'en diftinguer certains défauts qui peuvent s'oppofer au bonheur auquel tous les hommes doivent afpirer, celui d'être père.

Les Anatomiftes pour la plupart dif-
tinguent les organes de l'homme qui
ont part à la génération, en trois claf-

ſes, eu égard à leurs différentes fonctions. La première comprend ceux qui
ſéparent la liqueur prolifique ; ſous la
ſeconde, ſont renfermés ceux qui la
conſervent pendant quelque temps, qui
lui ſervent de réſervoir ; & la troiſième
enfin, renferme les organes deſtinés à
tranſmettre cette liqueur dans le lieu
deſtiné pour la génération. Les organes de la première claſſe ſont les *teſticules* ; ceux de la ſeconde, les *véſicules
ſéminales* ; dans la troiſième claſſe ſont
compriſes toutes les parties qui compoſent la *verge*.

CETTE diviſion convient particulièrement aux perſonnes qui ſuivent l'Anatomie en général : pour me borner
à ce qui eſt plus relatif à mon objet,
je diviſerai ces parties en externes &
en internes ; les premières ſont appa-
rentes, & les autres cachées dans la
capacité du bas ventre.

LA partie qui diſtingue l'homme de la femme eſt celle qui ſe préſente la première dans la diviſion que je dois ſuivre. Il ſeroit auſſi inutile qu'indécent de rapporter tous les noms qui lui ont été donnés, particulièrement dans notre langue. Les Anatomiſtes la nomment le *membre viril*, la *verge*, & je ne ſache pas qu'elle puiſſe être nommée autrement ſans bleſſer la pudeur. (*a*)

ON ſait que les Anciens avoient déifié cette partie ſous le nom de *Priape*. Les Dames d'Egypte la portoient com-

***

(*a*) Les Latins lui ont donné une infinité de noms ; ils l'appelloient *Penis*, *Haſta*, *Muto*, *Verpa*, *Mentula*, *Priapus*, *Caulis*, *Virga*, *Faſcinus*. Nos anciens Romanciers, moins délicats que nous, en parloient ſous des noms qui ne ſcandaliſoient perſonne ; on ſavoit ce que c'étoit que la *Lance virile*, le *Piſtolet d'amour*, le *Gaudiſſeur de la maiſon*, le *Médiateur de la paix*, le *Cultivateur du champ de Nature*. On trouve encore à cette partie des noms beaucoup moins honnêtes, dans les *Œuvres* de Rabelais, le *Moyen de parvenir*, le *Dictionnaire comique*, *ſaty-rique*, de le Roux, &c.

me une relique aux fêtes confacrées à Bacchus. Chez les Grecs on en avoit un modèle d'une taille énorme que l'on portoit en cérémonie , & felon S. Auguftin , la plus honorable matrone de la proceffion étoit obligée de mettre devant tout le monde, une couronne de fleur fur cet effigie. Les habitans de *Panuco* , province de l'Amérique feptentrionale, expofoient dans leurs Temples une figure femblable , & les hommages qu'ils lui rendoient ne peuvent être décrits que par l'impureté même. (*a*)

LES Phéniciens faifoient auffi des Proceffions

____

(*a*) On trouve dans un petit ouvrage , attribué à Lamotte le Vayer , qui a pour titre *l'exameron ruftique* , *ou les fix journées paffées à la campagne entre des perfonnes ftudieufes* , une differtation fur les parties appellées honteufes aux hommes & aux femmes , dans laquelle on a raffemblé différens cultes rendus à ces parties par les Payens. On peut confulter auffi Riolan, *anthopographiæ* , lib. II. cap. XXX.

Proceſſions en l'honneur de *Belphegor*, leur Idole ; & le grand Prêtre marchant fiérement à la tête de ſon Clergé, tenoit dans ſa main & abaiſſoit devant l'Idole, comme une marque d'hommage , la partie qui le faiſoit homme. Les Rabins diſent que les Hébreux, pour affirmer un ſerment, poſoient la main ſur la partie où s'étoit pratiqué la circonciſion. (*a*)

Les Moines de *Gomeron*, dépendant de la Perſe, ſont expoſés à une épreuve ſingulière & par laquelle le peuple juge leur dévotion. Ces Prêtres Idolâtres ont les parties de la génération découvertes : les femmes les baiſent, & s'ils paroiſſent ſenſibles , ils tombent dans le mépris. (*b*)

Au *Deutéronome* , ces parties ſont

(*a*) *Eſſais Hiſtoriques ſur Paris* , tom. V.
(*b*) *Abrégé de la Collection des Voyages* , &c. tom. VI.

II. Partie. I

appellées respectables ; [*Veneranda*] si
une femme en colère venoit à les arracher, on lui coupoit les mains. [a]
Villandry commit un crime de lèze-
Majesté, pour avoir porté la main aux
parties naturelles de Charles IX, qui
lui serroit la gorge en badinant : d'Aubigné assure qu'il eut été mis à mort,
sans la grace qu'obtint pour lui l'Ami-
ral de Chatillon, après que le Roi l'eut
refusé aux deux Reines & au Duc de
Montpensier. [b] Les Caffres se trouvent glorieux, quand ils ont coupés
en guerre plusieurs membres virils à
leurs ennemis, ils en font présent à
leurs femmes, & celles-ci en font des
coliers qui flattent leur vanité.

CES faits sont suffisans pour donner
une idée de la considération dont jouis-

(a) *Deutéronome*, chap. **XXV**.
(b) Aubigné, tom. **II**.

fent les parties naturelles de l'homme parmi quelques Nations. Après avoir vu, pour ainsi dire, leur Histoire morale, examinons leur structure.

LA *Verge*, (1 , Pl. IV. fig. 1.) est un corps rond & long, situé à la partie inférieure du bas ventre; elle est attachée & adhérente aux racines de l'os *pubis*. Les parties qui composent la *verge*, peuvent être distinguées, eu égard à leur situation, en contenantes & en contenues. Les premières sont la *peau*, le *tissu cellulaire*, qui se remarque au-dessous, [o, o, o, o, Pl. V.] & une membrane particulière qui paroît être formée par l'épanouissement d'un ligament qui fixe la verge aux os pubis, & que l'on nomme le *suspen-seur* de la verge. La peau qui recouvre cette partie, se replie à son extrêmité, & c'est ce repli que l'on nomme le *pré-*

puce ; (2 , Pl. IV. fig. 11) il est attaché à la partie inférieure du *gland*,
(3 , Pl. *idem*, fig. 1. 4 , Pl. V.) par
un ligament appellé le *frein* ou le *filet*
de la verge.

LES parties contenues , sont les deux
corps caverneux , [1 , 1 , Pl. V.]
l'*urethre* [3 , 2 , 3 , Pl. *idem.*] & le
gland [3 , Pl. IV. 4 , Pl. V.] à quoi
il faut ajouter les muscles dont je parlerai plus bas.

LA peau qui recouvre la verge est
plus fine qu'aux autres parties, ce qui
lui donne une extrême sensibilité. On
y observe que la graisse y est peu abondante, & il étoit nécessaire que cela fût
ainsi , afin que l'érection fut plus facile,
que cette partie fût susceptible de plus
de dureté, & que le sentiment exquis
qui y réside ne fût point émoussé par
la graisse pendant la friction qui appelle
le plaisir. C'auroit été en vain que la

Nature auroit diſtribué à la verge, cette quantité conſidérable de vaiſſeaux & de nerfs qui s'y ramifient, [5 , 5 , 5 , 5 , 6 , 6 , 6 , 6 , Pl. V.] ſi la ſenſibilité qu'ils lui donnent eût été émouſſée par l'humeur graiſſeuſe.

Le gland eſt la plus ſenſible de toutes les parties qui dans l'homme ſervent à la génération ; c'eſt la ſeule dépendance de la verge qui ſoit charnue ; elle eſt polie & douce afin de ne point bleſſer la femme dans l'union des ſexes, & la figure qui la termine lui facilite l'introduction dans le lieu que la Nature a deſtiné à la génération.

On doit regarder les corps caverneux comme deux tuyaux ou conduits, qui prenant leur origine de chaque côté à la branche de l'os *iſchion*, s'avancent juſqu'à la partie inférieure des os *pubis* où ces deux corps s'uniſſent l'un à l'autre, pour n'en former qu'un ſeul qui ſe

termine à la partie poſtérieure du gland.
Les corps caverneux compoſent la plus
grande & la plus conſidérable partie
de la verge. On y obſerve deux gout-
tières ; celle ſituée en deſſous reçoit la
plus grande partie de l'*urethre* , & la
gouttière ſupérieure , beaucoup moins
conſidérable , reçoit une groſſe veine &
deux artères nommées *honteuſes*. (5 ,
5 , Pl. VI.) Preſque toute la ſubſtance
des corps caverneux eſt ſpongieuſe ,
cellulaire ; deux artères aſſez conſidé-
rables pénètrent ces corps en jettant de
côté & d'autre une infinité de branches
qui verſent le ſang dans ces parties.
Je dirai ailleurs de quelle importance
ſont les corps caverneux pour contribuer à la génération ; il ſuffit de dire
actuellement que la tenſion de la verge
a pour cauſe le ſang & les eſprits
que les artères & les nerfs font af-
fluer dans les cellules innombrables

qui composent ces corps caverneux.

L'*URETHRE* est un canal long & recourbé, qui commence au col de la vessie, (7, Pl. V.) & finit à l'extrémité du gland. (9, Pl. *idem*) Le commencement de ce conduit est embrassé par la glande *prostate.* (8, 8, Pl. *idem*) L'intérieur de l'urethre, est très-lisse & poli ; on y remarque plusieurs orifices qui sont les conduits des prostates inférieures, & ceux de plusieurs autres glandes qui fournissent une humeur mucilagineuse, dont je parlerai dans la suite.

LA verge, outre le ligament dont j'ai parlé, qui l'attache fortement aux os pubis, & qui lui est d'un grand secours, non-seulement pendant l'érection, mais encore lorsqu'elle s'amollit & se relâche : la verge a six muscles, trois de chaque côté : il y en a deux érecteurs, (2, 2, Pl. VI.) deux *accé-*

lérateurs & deux *transverses*. Ils tirent leur dénomination de leur usage ; les premiers aident à l'érection de la verge , lorsque les corps caverneux se gonflent ; les seconds facilitent l'émission de la semence , parce qu'en se raccourcissant , ils compriment les vésicules séminales , & obligent la liqueur qu'elles contiennent , d'entrer dans l'urethre , d'où elle sort avec impétuosité ; les muscles *transverses* , dilatent le conduit de l'urethre lorsqu'ils agissent , pour faciliter le passage de l'urine , ou de la semence. (*a*)

[*a*] Je n'ai point jugé à propos de surcharger ce Chapitre par des choses qui auroient paru un vain étalage de connoissances anatomiques. Les muscles dont il est question, ont encore des noms compliqués , que l'on me dispensera de donner, tels que ceux de *Bulbo-caverneux* , *&c.* par lesquels on désigne les *accélérateurs.* Je n'ai point parlé de l'attache , & de l'insertion de ces muscles, du nom des nerfs & des vaisseaux qui se distribuent aux parties

LA longueur de la verge est ordinairement de huit ou neuf travers de doigt, & sa grosseur environ de trois, lorsqu'elle est, dit M. Dionis, dans l'état où les femmes la demandent. (*a*) Mais on ne peut déterminer précisément cette longueur ni cette grosseur, & elles ne font pas de fortes inductions pour tirer des conséquences sur le plus ou moins de talens en amour. On dit même que les hommes dont la verge passe la mesure or-

---

de la génération. En disant que les nerfs de la verge se détachent des *paires sacrées*, des *paires lombaires* ; que les artères sont fournies par la *crurale*, les *hypogastriques*, &c. il n'y aura que les hommes versés dans l'Anatomie qui m'entendront, & pour me faire comprendre des autres, il faudroit remonter insensiblement jusqu'aux sources, & donner l'exposition anatomique du corps de l'homme. Je me suis aussi dispensé d'indiquer dans les planches, certaines parties étrangères à l'objet que je traite.

(*a*) *L'Anatomie de l'Homme.* Démonstration IV.

dinaire de la Nature, ne font pas fi bons au *déduit* que les autres. Ce qu'il y a de certain, c'eft que plufieurs mariages font ftériles, quoique l'époux donne, par une bonne conformation, les plus hautes idées de fa valeur.

PLATERUS nous fait l'hiftoire de deux femmes que les Juges déclarèrent libres de quitter leurs maris, dont elles fe plaignoient, parce qu'il y avoit trop de difproportion entre les parties qui défignent le fexe. On trouve encore quelques autres obfervations qui prouvent, qu'il y a eu des hommes qui n'ont pu être favorifés de l'Amour, pour l'avoir été trop de la Nature.

LA petiteffe de la partie qui diftingue effentiellement l'homme, n'eft pas un obftacle à la génération, lorfque cette partie ne pèche que par fon vo-

lume. Ce défaut eſt moins grand
que celui de l'uréthre, lorſque ce canal eſt conſtruit de manière à s'oppoſer à l'éjaculation prompte & directe
de la liqueur ſéminale. Quelquefois ce
canal n'a une fauſſe direction, que parce que le frein dont j'ai parlé, tire la
verge avec violence pendant l'érection,
en lui donnant la forme d'un arc : ſi
l'homme ne peut vaincre cet obſtacle,
il aura recours à la Chirurgie ; l'opération par laquelle elle remédie à cet
inconvénient eſt très-légère ; on coupe
le frein, & la partie reprend enſuite
la direction qui lui eſt naturelle. (a)

ON a vu ailleurs, (b) que l'état du

---

[a] On voit auſſi que dans les premières jouiſ-
ſances le frein de la verge peut ſe rompre ; il
n'en réſultera d'autre accident qu'une légère hémorragie qui s'arrêtera en enveloppant la partie avec
du linge propre, & en remettant à une autre fois
e complément du plaiſir.
[b] Volume I.er Chap. VI,

prépuce favorise aussi ou s'oppose à la génération, & quelquefois aux embrassemens amoureux. Sa longueur excessive cause la stérilité, parce que la semence ne peut être transmise dans la matrice, à cause des frottemens qui affoiblissent l'impulsion que les muscles avoient donnée à cette liqueur. Ce défaut trouve encore sa guérison dans la Chirurgie, qui coupe au prépuce la partie excédente. Si cette enveloppe pèche par le défaut contraire, mais sans étranglement de la verge, on est alors dans le cas des hommes circoncis, dont je parlerai ailleurs ; je veux dire, que l'on perd peut-être quelque chose du plaisir, mais que l'on n'en est pas moins habile pour multiplier l'espèce.

CES deux états de la verge, par rapport au prépuce, font deux maladies qui exigent toute l'attention des hommes de l'art, lorſque dans l'une ou l'autre circonſtance, cette partie ſe trouve comme étranglée ou trop reſ- ſerrée dans ſon enveloppe. La première de ces maladies, eſt le *paraphy- moſis*, accident dans lequel le prépuce eſt ſi renverſé & ſi gonflé, qu'on ne peut le rabattre pour couvrir le gland. Je ne m'arrête pas aux cauſes étrangè- res qui peuvent occaſioner le para- phymoſis, telles que les maladies vé- nériennes ; mais ſeulement à celle qui eſt la plus ordinaire. Les jeunes mariés, & ceux dont le gland n'a jamais été dépouillé que difficilement du prépuce, y ſont aiſément pris lorſqu'ils réuniſſent leurs efforts pour ſe frayer la route du plaiſir. Le moyen de remédier à cet accident, & on ne doit pas le négli- ger, eſt de baigner la partie dans l'eau froide, afin qu'elle puiſſe ſe dégonfler & de ramener enſuite adroitement le prépuce fur le gland. Si l'on ne réuffit pas, il faut recourir au plutôt à l'opération, qui confifte à débrider le prépuce, en faifant autant de petites incifions qu'il en faut, pour lui laiffer la liberté de defcendre pardeffus le gland.

LE vice oppofé au précédent eft le *phymofis*. On a quelquefois recours à l'opération pour en prévenir les fuites dangereufes, lorfqu'il eft caufé par le virus vénérien : mais le phymofis naturel, celui qu'on apporte en naiffant, n'eft redoutable que lorfque, par l'acrimonie de l'urine, il y furvient une inflammation. Lorfqu'elle ne cède pas aux remèdes ufités, il faut fe réfoudre à la circoncifion ; elle confifte à fendre le prépuce, pour s'oppofer aux ravages qu'il feroit fur le gland par fa trop grande conftriction.

LES hommes que la ftructure de la

verge met dans le cas de craindre l'un ou l'autre de ces accidens, ceux mêmes qui ne s'y croient pas exposés, en un mot, tous les hommes doivent avoir l'attention d'entretenir la propreté dans les parties externes de la génération, en les lavant souvent. Les glandes *sébacées*, situées sur le gland, fournissent une humeur qui, en s'épaississant, forme une crasse entre le prépuce & le gland. Cette humeur s'altère quelquefois & en impose à quelques personnes, qui, s'imaginant être attaquées d'une gonorrhée virulente, consultent des Charlatans qui profitent de leur crédulité pour exercer leurs tromperies. On prévient cet accident par la propreté.

ON a vu des variétés singulières dans la verge.

UN Italien avoit cette partie couverte & hérissée de cornes très-dures,

& d'ongles. (*a*) L'homme connu en Angleterre sous le nom de *the Porcupine-man*, (l'homme Porc-épic) est couvert par-tout le corps, à l'exception de la tête, de la paume de la main & de la plante des pieds, de soies qui ont une consistance de cornes; elles ont six lignes de longueur, & deux ou trois de grosseur; & ainsi que les Hérissons, elles sont implantées perpendiculairement. Cet homme est parvenu à rendre sensible une jeune fille, avec laquelle il s'est marié. Il a eu de ce mariage six enfans, tant filles que garçons, tous constitués comme lui, & également couverts de cornes. Il faut croire que cette espèce d'homme sauvage, pour travailler à la génération, prenoit le temps où aucun obstacle ne pouvoit s'opposer à ses plaisirs :

____

[a] *Journ. Encyclop.* Avril 1764.

tous les automnes, les corps durs qui armoient la verge, ainsi que les autres parties du corps, tomboient. (*a*)

UNE Allemande ayant eu commerce avec un négre, eut un enfant dont toutes les parties du corps étoient blanches, à l'exception de la verge. (*b*) On a vu des hommes dans lesquels cette partie étoit double. (*c*)

FRIBE, dit avoir connu un homme dont la verge n'étoit point percée à l'extrêmité du gland ; l'ouverture se trouvoit en dessous : l'Auteur ajoute que cette difformité ne l'empêcha pas d'avoir plusieurs enfans. (*d*)

[*a*] *Mélanges d'Histoire Naturelle,* par M. Alleon Dulac, tom. III.

[*b*] *Bibliothèque de Médecine,* &c. tom. XV.

[*c*] *Dictionnaire raisonné d'Anatomie & de Physiologie,* art. *Verge.* Voyez aussi, *Anatomia Bartholiniana,* lib. I. cap XXIV.

[*d*] *Éphémérides d'Allemagne,* Déc. 1. ann. 3. obs. 98.

Au reste, il se trouve quelquefois des individus dans lesquels la verge n'est point perforée lorsqu'ils viennent au monde ; c'est à la Chirurgie à réparer sur le champ ce défaut de conformation.

Après avoir considéré la partie qui distingue essentiellement l'homme, celles qui s'offrent ensuite sont les *Testicules*, ainsi nommés du mot latin *testes*, qui signifie témoins, parce qu'en effet ils le sont de la force & de la vigueur de l'homme. On les appelle aussi *Didimes*, c'est-à-dire gémeaux, à cause qu'ils sont presque toujours deux. On a vu des hommes qui en avoient trois ou même quatre, & d'autres que la Nature avoit réduit à un. Il ne faut pas croire que les premiers aient été des athlètes en amour ; la liqueur prolifique divisée dans plusieurs organes perdoit beaucoup de son activité, & les observations constatent que des hommes qui paroissoient aussi-bien partagés, n'avoient pas toujours joui de la satisfaction d'être pères. Il n'en est pas de même de ceux qui n'ont qu'un testicule ; j'en ai connu qui étoient très-féconds, & auxquels (ce qu'il est important d'observer, ainsi qu'on le verra dans la suite) des individus des deux sexes doivent leur naissance.

On définit les testicules, des corps glanduleux, renfermés dans le *scrotum*, espèce de sac, (4, 4, Pl. IV, fig. 14) & situés pour l'ordinaire hors du bas ventre. Je dis pour l'ordinaire, car on voit quelquefois des personnes chez qui ces organes restent cachés dans le bas ventre, & ces personnes-là sont beaucoup plus portées que d'autres vers les plaisirs. (a) Il arrive d'ailleurs assez

____

(a) Les Testicules renfermés, en rendant la se-

souvent aux enfans du premier âge, que ces parties restent engagées dans leur passage, & quelquefois elles ne tombent dans les *bourses*, (4, 4, Pl. IV , fig. 1.) qu'au temps de la puberté, ainsi qu'on le verra dans un autre Chapitre. La figure des testicules est ovale, un peu applatie des deux côtés ; (1 , 1 , Pl. VI.) leur grosseur varie selon les âges ; ils sont très-petits jusqu'à l'âge de puberté, mais alors ils augmentent de volume, & acquièrent celui d'un petit œuf de poule, ou d'un gros œuf de pigeon ; (1, Pl. VII ; 5, Pl. VIII & IX.) le droit est assez constamment un peu plus gros que le gauche.

ON considère d'abord à ces parties,

---

mence beaucoup plus vive, irritent continuellement les organes de la volupté ; mais aussi cette liqueur ne doit pas être disposée à la fécondité, car elle n'a pas eu le temps d'être assez perfectionnée.

leurs enveloppes ; la première eſt le *ſcrotum* ; ce n'eſt qu'une continuation de la peau, qui ſe trouve partagée en deux parties par une ligne ſaillante en forme de couture, que les Anatomiſtes ont nommée le *raphé* ; (5 , Pl. IV, fig. 1.) elle commence au gland, (c'eſt ce qu'on nomme alors le *frein* ou *filet*,) & elle ſe termine à l'anus. Le ſcrotum eſt revêtu au dedans, d'une membrane charnue qu'on doit regarder comme un véritable muſcle cutané ; on la nomme *dartos*, elle fournit une enveloppe particulière à chaque teſticule ; & de l'adoſſement ou union de ces deux enveloppes charnues, ſe forme une cloiſon qui ſépare en deux parties la cavité qui fait le ſcrotum. Le dartos doit être, ainſi que je l'ai dit, regardé comme un muſcle ; c'eſt à ſa contraction que l'on doit attribuer les rides & le reſſerrement des bourſes : il fait juger de la fanté & de la vigueur d'un homme, quand l'action de ce mufcle preffe les tefticules & paroît les faire remonter. (*a*)

LES autres enveloppes particulières au tefticule font au nombre de trois. La première eft nommée *vaginale*; (1, 1, 1, Pl. VIII.) elle recouvre non-feulement tous les vaiffeaux particuliers au tefticule, en s'y attachant étroitement, mais même le corps ; elle eft recouverte en partie de l'expanfion d'un mufcle nommé *crémafter*, ou fufpenfeur du tefticule. [*b*] Au deffous de la tunique vaginale , on en re-

---

[*a*] Il y a quelques Nations en Europe, qui dans la traite des Nègres , obfervent avec autant d'attention que d'indécence, l'état des tefticules dans les efclaves qui font en vente. On juge de la force ou de la foibleffe de ces infortunés par ces parties, felon qu'elles paroiffent plus ou moins rapprochées du ventre.

[*b*] Je n'ai pas befoin de prévenir le Lecteur

marque une autre , à laquelle on a donné le nom de *peritestes* ; c'est un sac qui enveloppe le testicule de toutes parts. Enfin la dernière membrane propre à cette partie , & qui touche immédiatement sa substance, est l'*albuginée* , nommée ainsi à cause de sa couleur.

ON n'a pas plutôt coupé cette dernière tunique, que l'on découvre la substance du testicule, qui est blanche, molle, lâche, parce qu'elle est composée d'une infinité de vaisseaux très-fins, qui laissent appercevoir la couleur du fluide qu'ils contiennent. Ces vaisseaux particuliers sont les artères qu'on nomme *spermatiques* , les

***

que dans les Planches qui exposent les différentes parties du testicule , ces parties sont préparées de manière à laisser voir celles qu'elles recouvrent dans l'état naturel. Il faut supposer que le testicule étoit disséqué lorsqu'on en a fait le dessein.

veines du même nom, les veines *lymphatiques*, les nerfs, les vaisseaux *sécrétoires & excrétoires*; enfin toute la substance des testicules, n'est qu'un tissu & un lassis d'une infinité de petits vaisseaux, dont la structure est surprenante. [a] Ces vaisseaux sont contournés en différentes façons, & forment plusieurs paquets soutenus par des cloisons membraneuses. On apperçoit, sur le bord supérieur du testicule, un corps long dont la figure approche de celle d'une chenille; on le nomme *épi-didyme* à cause de sa situation. [1, 2, Pl. IX; 2, Pl. VIII; 2, Pl. VII.]

LA substance de cette partie est la même

---

[a] La préparation anatomique prouve par un calcul simple, que toute la substance d'un testicule ordinaire, peut fournir un fil de cent lieues de longueur.

même que celle du testicule, & les
vaisseaux qui la composent font une infinité de contours serpentins ; (3, 4,
5, Pl. VII.) l'épi-didyme se termine
dans les extrêmités par deux éminences, dont la plus considérable (1, Pl.
IX.) se nomme la tête de l'épi-didyme,
& la moindre [2, Pl. *idem.*] est appel-
lée la queue ; c'est à cette dernière,
que commence de chaque côté, le
conduit *déférent.* [3, 4, Pl. *idem.*
& Pl. VIII.]

L'USAGE des testicules est de filtrer
la liqueur séminale, & de la séparer du
sang, ainsi qu'on le verra ailleurs : celui des épi-didymes est de la recevoir
immédiatement des testicules, pour la
transmettre aux véficules séminales, par
les canaux déférens.

LES *véficules séminales* (1, 1,
Pl. X.) font deux réservoirs mem-

braneux & cellulaires, fitués à la partie poftérieure & inférieure de la veffie. [4, Pl. *idem*, 10, Pl. V.] Leur longueur ordinaire eft de trois travers de doigts, & leur largeur d'un pouce : leur partie la plus large fe nomme le fond ; & la plus étroite le col auquel fe trouve continu un conduit particulier, appellé *éjaculateur.*

ON peut voir [2, 2, Pl. X.] les conduits déférens qui tranfmettent la femence des épi-didymes aux véficules féminales. Les conduits éjaculateurs, font deux petits vaiffeaux qui viennent fe perdre dans l'uréthre près du col de la veffie, après avoir traverfé un corps glanduleux, affez ferme, qui embraffe le col de la veffie & le commencement de l'uréthre. On connoît ce corps glanduleux fous le nom de *proftates.* (3 , Pl. X, 8 , 8 , Pl. V.) Il eft formé de l'affemblage de plufieurs

autres glandes dont les orifices excré-
teurs, au nombre de dix ou douze,
viennent s'ouvrir au devant d'une émi-
nence nommée *veru-montanum*. L'usage des prostates est de séparer une humeur douce & huileuse, presque semblable à la semence, qui enduit le
canal de l'uréthre, & se mêlant à la
semence dans l'éjaculation, lui sert de
véhicule, empêche la dissipation de ses
parties spiritueuses, & garantit l'uréthre
de l'acrimonie de l'urine.

APRÈS avoir fait connoître les parties qui, dans l'homme, concourent
immédiatement à la génération, il est
nécessaire, pour compléter l'idée que
l'on doit en avoir, d'exposer leurs
fonctions, & le méchanisme qui les
exécute.

ON sait que l'humeur séminale, ainsi
que je l'ai dit, est contenue dans le

fang, de même que tous les fluides qui portent la nourriture & le fentiment dans nos parties. Lorfqu'à l'âge de puberté, la Nature, en perfectionnant fon ouvrage, nous difpofe à être capable de multiplier l'efpèce, elle prépare les organes qui doivent y concourir, à filtrer la femence & à la tranfmettre au dehors : les tefticules commencent cette opération. Les artères & les veines fpermatiques, [3, 3, 4, 4, Pl. VI.] en s'uniffant aux nerfs des tefticules & aux conduits déférens, forment, enveloppées dans la tunique vaginale, un cordon nommé le *cordon des vaiffeaux fpermatiques*, (6, 6, Pl. VI.) qui aboutit aux tefticules. (1, 1, Pl. *idem.*) C'eft ce cordon qui porte avec le fang la matière de la femence, & qui la rapporte féparée aux véficules féminales. Examinons comment s'opère cette filtration, fi intéreffante, puif

que d'elle dépend la conservation de
l'espèce humaine.

L'ARTÈRE spermatique, avant de
pénétrer le testicule, se divise en plusieurs rameaux qui se subdivisent en
une infinité d'autres ; [3, 3, 4, 4,
Pl. VI.] le sang qu'ils contiennent
trouve dans la substance du testicule,
(5, Pl. IX; 5, Pl. VIII.) ce nombre
prodigieux de petits vaisseaux dont j'ai
parlé, repliés sur eux-mêmes, & ra-
massés en paquets. Ces vaisseaux très-
déliés & très-longs, (6, 6, 6, Pl. VIII.
& IX.) prennent du sang que leur
offre chaque petite artère, les parties
les plus fines, les plus subtiles & les
plus spiritueuses.

CETTE liqueur filtrée est la matière de la semence, qui a besoin de
parcourir cette multitude étonnante
de circonvolutions des petits vaisseaux
pour devenir prolifique ; elle ne l'est

pas même entièrement après ce féjour affez long dans les tefticules ; elle doit paffer dans la partie que nous avons nommé épi-didyme pour y acquérir encore un degré de préparation : elle en fort par le canal déférent, (7 , 7 , Pl. VI.] qui va la dépofer dans les véficules féminales ; & c'eft lorfqu'elle y a féjourné quelque temps , qu'elle reçoit toutes les qualités qui doivent la rendre véritablement prolifique. Les veines fpermatiques , ici comme par-tout ailleurs , reprennent le fang qui a fourni la liqueur féminale , & toutes leurs divifions fe réuniffant peu à peu , elles forment un feul vaiffeau de chaque côté , qui rapporte le fang dans des veines plus confidérables , pour être enfuite conduit au cœur , & après s'y être imprégné de nouveaux efprits , reprendre le cours de la circulation.

APRÈS cette courte expofition de la manière dont la femence eft préparée, trouvera-t-on mal fondé ce que j'ai dit de ces prétendus fecrets, de ces recettes exaltées par le charlatanifme, pour plonger l'homme dans un torrent de plaifirs? On voit combien la Nature eft lente dans l'opération de la *fpermatofe*, dans la production & la coction de la femence; croira-t-on qu'au moyen des aphrodifiaques, les loix de l'économie animale changeront? Que ces vaiffeaux innombrables que doit parcourir la femence, acquerront fubitement un mouvement furnaturel, au moyen de quoi ils chafferont promptement le fluide qu'ils doivent préparer? Si des lectures obcènes, les images lafcives de la débauche irritent les organes de la génération, & provoquent à la jouiffance, c'eft parce que les véficules féminales

K iv

contiennent affez de liqueur prolifique
pour fournir aux impreſſions que font
des objets féducteurs ; ſans cela ces
ſpectacles voluptueux feroient ſans aucun effet. Qu'un homme qui a joui
en excitant ſon imagination, ait recours
le lendemain, à tous les moyens qu'in-
diquent les perſonnes qui croient aux
grandes vertus des aphrodiſiaques ; il
ſaura alors ſi la Nature veut être com-
mandée. Le laboureur, après avoir
moiſſonné ſon champ, auroit-il bonne
grace de lui demander une ſeconde
récolte peu de temps après ? Il faut
qu'il attende que la terre ait repris ſes
forces, ſi je peux m'exprimer ainſi :
qu'il la cultive, qu'il répare ſes pertes;
mais la Nature ne dérangera pas l'ordre des ſaiſons pour ſatisfaire l'avidi-
té des hommes.

J'AI laiſſé la ſemence dans les véſi-

oules séminales, où elle doit se perfectionner avant d'être transmise en partie au dehors : je dis en partie, parce
qu'en effet une portion de cette humeur
doit repasser dans la masse du sang,
par des vaisseaux fins & déliés qui se
rendent aux vésicules : les changemens
qui se font en nous à l'âge de puberté, démontrent de quelle nécessité est
cette résorbtion d'une partie du fluide
séminal.

LORSQUE ce fluide a acquis toute
la perfection dont il est susceptible, il
cherche à se faire jour au dehors, &
le signe qui annonce ce besoin est
l'intumescence involontaire de la verge.
Elle a pour cause le sang imprégné
d'esprits & porté dans cette partie par
les artères qui s'y rendent. Ce sang
gonfle les corps caverneux, parce que
les veines n'étant pas assez considérables pour se charger de tout ce que les

artères fourniſſent, une partie du ſang s'introduit dans les cellules que j'ai obſervées dans ces corps ſpongieux. Tout concourt dans ces circonſtances, à augmenter l'action des muſcles érec-teurs, & par conſéquent à entretenir la verge dans l'érection.

LES véſicules ſéminales, dans la compoſition deſquelles il entre des fi-bres muſculaires, & par-là ſuſceptibles de contraction, ſe trouvent preſſées de toutes parts, tant par la liqueur qu'elles contiennent & qui cherche à s'échapper, que par les autres circonſ-tances qui excitent l'érection. Le *ſphinc-ter* de la veſſie fournit un point d'ap-pui fixe, contre lequel la ſemence ne peut faire que d'inutiles efforts ; l'orifice qui répond au canal déférent, ſe ferme par la diſpoſition de la *valvule* qui s'y trouve ; ainſi le fluide preſſé de tous côtés, excepté vers l'orifice

du canal éjaculatoire, deftiné à porter ce fluide dans l'uréthre, [5 , Pl.
X.] enfile ce canal avec force. La
membrane mufculeufe des proftates fe
contracte alors, & l'humeur qu'elles
contiennent en étant exprimée, prépare l'uréthre au paffage de la femence. Ces deux fluides fe mêlent dans
la partie du canal que les mufcles tranf-
verfes ont dilatée ; mais cette dilata-
tion n'eft qu'inftantanée ; car les mufcles accélérateurs entrant en contraction, preffent la femence contenue
dans l'uréthre, & la font jaillir à une
diftance plus ou moins grande, felon
la tenfion plus ou moins forte de la
verge & la quantité du fluide qui doit
être évacué.

VOILA l'explication purement méchanique de l'émiffion de la femence,
& telle qu'elle fe fait lorfqu'elle eft
caufée par une trop grande pléni-

plénitude des vésicules séminales.

CETTE émission involontaire a quelquefois lieu chez les hommes constipés, lorsque la matière des selles ne peut être évacuée que par des efforts redoublés. L'érection n'est même pas nécessaire pour que cela arrive, puisque par la situation des vésicules séminales & celle de l'intestin *rectum*, la liqueur qu'elles contiennent se trouvant pressée, enfile le canal de l'urèthre, & est transmise au dehors sans aucune force.

CE qui se passe durant le sommeil, n'est pas tout à fait aussi strictement méchanique que dans la circonstance dont il vient d'être question. Les mêmes agens opèrent dans l'émission de la liqueur séminale, mais ils sont excités par des idées voluptueuses qui offrent à l'imagination des tableaux séduisans. Ce seroit vainement que j'entreprendrois d'expliquer comment l'ame agit fur les fens, lorfque ceux-ci paroiffent inacceffibles aux impreffions des objets extérieurs. Il eft plus facile de dire ce qui, dans ces momens dé-licats, réfulte de l'empire de l'imagi-nation fur le corps, que d'expofer feulement une partie de ce que les faifeurs de fyftêmes ont avancé, pour perfuader qu'ils connoiffent les loix par lefquelles la fubftance fpirituelle agit fur la matière.

Il faut convenir que les véficules féminales, gonflées par le fluide qu'elles contiennent, le laiffent échapper ai-fément; qu'elles y font encore plus difpofées, fi l'imagination ajoute à cet-te plénitude..... Mais comment l'ima-gination agit-elle pendant le fommeil? Eh! comment agit-elle pendant la veille? Demanderai-je aux hommes qui veulent rapporter tous les phénomènes phyſiologiques, aux ſeules loix qui rendent nos organes indépendans d'une ſubſtance ſpirituelle, émanée du Créateur.

LORSQUE les véſicules ſéminales ſont remplies de la liqueur à laquelle elles ſervent de réſervoirs, comme les autres réceptacles de notre corps, elles tendent à s'en ſoulager, (même chez des hommes dont l'imagination eſt le moins porté vers la volupté,) ſi cette liqueur eſt trop abondante pour être reſſorbé par les veines ſpermatiques. C'eſt ainſi que les larmes, filtrées par la glande *lacrymale*, prennent leur écoulement par le canal *nazal*, ſi elles ne trouvent point d'iſſue par les points *lacrymaux*. Mais la douleur, la triſteſ-ſe, la joie même ſuffiſent pour exci-ter les larmes........ Je le ſais, & ſi l'on veut m'expliquer comment ces paſſions agiſſent ſur l'économie animale, je pourrai dire aussi pourquoi la préfence de certains objets, ou même leur image, font fur les réfervoirs de la liqueur fpermatique, le même effet que certaines paffions fur les glandes deftinées à la fecrétion de l'humeur la-crymale.

DISONS des fecrétions, qu'en général lorfque « le *filtre* eft averti » agréablement par l'imagination, la » fecrétion part même avant le temps » de fa fonction : comme la falive » qui jaillit dans la bouche à la vue » d'un aliment defiré, ou comme ce » fluide dont l'expreffion eft plus at- » teftée encore par fa préfence vo- » luptueufe. »..... (a)

____

[a] *Traité Phyfiologique & Chymique fur la Nutri-tion.* Ouvrage qui a remporté le prix de phyfique de l'Académie de Berlin, en 1766, II.e partie. *Des Secrétions.*

TELLES font les parties qui, dans l'homme, concourent à donner l'être à un individu de fon efpèce. Il m'auroit été facile de m'arrêter fur chacune d'elles, & faire voir les précautions que la Nature a prifes, afin qu'elles foient le mieux poffible pour remplir leurs fonctions. On peut voir à ce fujet ce que des Anatomiftes du dernier fiècle ont écrit : j'aurois peut-être rebuté mon Lecteur en entrant dans ces détails trop prolixes. (*a*)

ON a vu au commencement de ce Chapitre le culte extravagant que certains peuples rendoient aux parties de

[*a*] Du Laurens, par exemple, demande, *pourquoi ce n'eft point un os qui fait la bafe de la verge ? Pourquoi cette partie n'eft point une artère ? Une veine ? Un nerf ?* &c. & il répond à ces queftions inutiles, d'une manière qui eft quelquefois plaifante.

la génération, nous ne pouvons mieux faire en le terminant, que de rapporter un fait qui fera voir avec moins d'abſurdité, quelle importance on a attachée de tous temps à des organes deſtinés à perpétuer les individus, & avec quelle ardeur les femmes s'oppoſèrent à une mutilation, qui, [ſans parler de leur intérêt] viſoit à la deſtruction de l'eſpèce.

Durant la guerre que les Grecs faiſoient au Duc de Benevent, le Marquis de Spolette ſon allié, ordonna qu'on privât des parties naturelles tous ceux qui tombercient entre ſes mains. Cet ordre s'exécutoit avec rigueur, lorſqu'une femme, dont le mari venoit d'être fait priſonnier, ſe jetta aux genoux du Général, & lui dit : « Seigneur, je m'étonne qu'un » héros comme vous faſſe la guerre » aux femmes lorſque les hommes ſont

» hors d'état de lui résister...... Peut-
» on nous faire une guerre plus cruel-
» le, que de priver nos maris de ce
» qui nous donne de la santé, du
» plaisir & des enfans? Quand vous
» en faites des Eunuques, ce n'est
» point eux, c'est nous que vous mu-
» tilez; vous nous avez enlevé ces
» jours passés notre bétail, & notre
» bagage, sans que je m'en sois
» plainte; mais la perte du bien que
» vous avez ôté à plusieurs de mes
» compagnes étant irréparable, je n'ai
» pu m'empêcher de venir solliciter
» la compassion du vainqueur. » La
naïveté de cette femme plût si fort
à toute l'armée, qu'on lui rendit son
mari..... Comme elle s'en retournoit,
le Général lui fit demander ce qu'elle
vouloit que l'on fît à son mari, au
cas qu'on le trouvât encore en armes.
» Il a des yeux, répondit-elle, un nés,

» des mains, des pieds, c'est-là son
» bien que vous pouvez lui ôter, s'il
» le mérite ; mais laissez-lui, s'il vous
» plaît, ce qui m'appartient. » [a]

---

[a] *Traité des Eunuques*, I.re part. chap. V. M. Ancillon, cite au lieu indiqué, les Auteurs dont il emprunte cette anecdote singulière, qui doit plaire par la naïveté, la bonne foi qui règnent dans les remontrances de la femme plaignante.

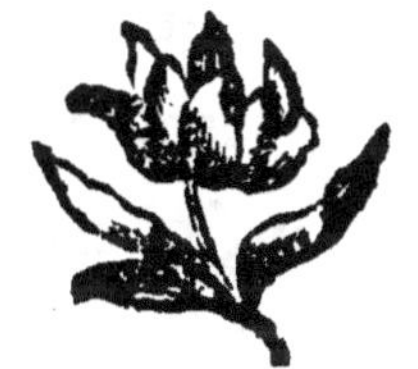

CHAPITRE V.

Des Parties de la Femme qui servent à la Génération.

CE n'étoit point assez que la Nature eût donné à l'homme des organes capables de contenir, ou sa postérité, ou ce qui pouvoit la fertiliser, il falloit encore que la femme reçût dans un lieu sûr, ces germes précieux qui multiplient l'espèce. Qu'est-il besoin de chercher continuellement hors de nous, des motifs d'admiration & de reconnoissance envers l'Auteur de toutes choses ? Que l'on fixe un instant les organes destinés à la génération ; quelle structure merveilleuse offrent particulièrement ceux de la femme ! Leur action est-elle moins admirable que leur structure ! La liqueur prolifique n'a pas plutôt pénétré dans la matrice, que ce viscère en se refermant devient un lieu inaccessible à tout ce qui lui est extérieur ; l'enfant y prend la vie, l'accroissement ; & n'en sort qu'au moment marqué par la Nature pour la naissance des individus. Par quelles loix s'exécutent des opérations aussi admirables ? Quelles sont les raisons que donnent les hommes, pour expliquer l'acte le plus universel de la Nature, & celui qu'elle a le plus caché à leurs yeux ? On ne doit entrer dans ces détails, qu'après avoir examiné les parties qui agissent dans la reproduction. Examinons celles de la femme, ainsi que nous l'avons fait pour celles de l'homme dans le chapitre précédent.

On n'a pas moins rendu d'honneurs chez les anciens aux *Parties naturelles* de la femme, qu'aux parties qui caractérisent l'homme.

Les Syracusains les portoient en cérémonies aux célèbres *Thesmophories*. Tout le temps que duroit cette fête on s'envoyoit par toute la Sicile des gâteaux faits avec le miel & la graine de *séfame*, qui avoient exactement la figure de la partie qu'ils vouloient honorer. Les Romains, lorsque leurs mœurs furent dépravées, firent construire des vases dont ils se servoient dans leurs repas, & auxquels ils donnoient la figure de la partie pour laquelle ils avoient tant de passion. [a]

Léon, surnommé l'*Africain*, assure que si une femme rencontre un Lion, lorsqu'il est en amour, & plus furieux que dans tout autre temps, il baisse la

______

[a] .... *vitreo bibit ille Priapo.* Juven. Sat. 2.

téte & prend une autre route en ru-
gissant, si elle lui montre ce qui la
distingue de l'homme. Ce fait, dont
on est libre de croire ce que l'on vou-
dra, fit imaginer aux Egyptiens que
leur Dieu même prenoit plaisir à regarder les femmes à découvert: aussi
durant quarante jours, les Egyptiennes se présentoient devant leur
Dieu *Apis* les jupes levées. On croyoit
encore parmi ce peuple que l'esprit
d'*Apollon* entroit chez les Sybilles,
lorsqu'elles rendoient des oracles, par
ces mêmes parties. Dans tous les lieux
que Sésostris avoit subjugués, on trouvoit représenté sur des colonnes, les
parties extérieures de la génération: celles de la femme, lorsqu'il les avoit
vaincu sans trop de difficulté; celles de
l'homme lorsqu'on lui avoit fait beaucoup de résistance.

LE R. P. François Alvarès nous

apprend que chez les Abyssins , les filles portent par galanterie à leurs parties secrettes de petites *campanes* ou clochettes , qui pendent & battent en liberté. Dans plusieurs Royaumes de l'Afrique , les femmes du Roi & les principales de la Cour , ont ces parties percées comme les oreilles ; on y passe plusieurs anneaux d'or & autres bijoux , que ces femmes sont obligées d'ôter lorsque leurs époux les approchent. (*a*) Ce luxe que l'on étend jusques sur des Parties qui n'en paroissent pas avoir besoin , n'est pas en usage chez les étrangers exclusivement ; M. de Saintfoix nous parle d'une mode qui s'étoit introduite parmi les femmes du grand monde ; *ce n'étoit pas seulement leurs cheveux qu'elles treffoient avec*

---

1 *Héxaméron rustique*, III.e *Journée*.

avec de la nompareille de différentes couleurs , dit cet agréable Ecrivain. (*a*)

JE diviserai les Parties de la femme qui servent à la génération , eu égard à leur situation , en externes & en internes ; les unes se trovuent cachées dans le bas ventre , & les autres font placées hors de cette capacité. Le *pénil* , le *mont de Vénus* , les *grandes lèvres* , la *vulve* , la *fourchette* , la *fosse naviculaire* , le *périnée* , les *nymphes* , le *clitoris* , le *méat-urinaire* , & l'*orifice du vagin* font rangés dans la première classe. Les parties internes font le *vagin* , la *matrice* avec ses *vaisseaux* & ses *ligamens* , les *trompes de Fallope* & les *ovaires*.

LE *pénil* [1 , Pl. XI.] est situé un

[*a*] *Essais Historiques sur Paris* , tom. V.
II. Partie. L

peu au deſſus de la partie naturelle : il eſt un peu élevé, parce qu'il eſt fait de graiſſe : & il ſert, ſelon Dionis, comme de petit couſſin, pour empêcher que la dureté des os ne bleſſe dans l'action. [*a*]

LE *mont de Vénus*, [2, Pl. XI.] auquel on a encore donné le nom de *motte*, eſt ſitué immédiatement au deſſous du pénil. Quelques Anatomiſtes confondent ces deux parties. Elles ſe garniſſent de poils à l'âge de puberté. On obſerve que celui des femmes eſt plus friſé que celui des filles. Il ſeroit aiſé d'expliquer cette différence, en obſervant que les circonſtances qui accompagnent l'union des ſexes, doivent très-ſouvent varier la ſituation des *bulbes* d'où ſortent les poils. Les Turcs & quelques autres

---

[*a*] *Anatomie de l'Homme*, IV.e *Démonſtration.*

peuples, hommes & femmes, n'ont aucun de ces filamens sur le corps, excepté les cheveux & la barbe, parce qu'ils ont soin de les faire tomber par le moyen d'un dépilatoire. Il est d'autres Nations qui en sont privées naturellement, ainsi qu'on le verra lorsque je parlerai de la puberté.

On croit aussi tirer de fortes inductions de la vigueur du tempérament, par la quantité de poils qui recouvrent les parties sexuelles, & même par leur couleur. On sait aussi qu'il est des maladies durant lesquelles le corps se dépile entièrement. Une observation singulière est celle d'une femme Polonoise, à qui la maladie connue en Pologne sous le nom de *Plica*, avoit fait allonger extraordinairement le poil des parties secrettes. Il avoit cru jusqu'à la longueur de plus d'une aune & demie, de sorte qu'il auroit traîné

L ij

à terre , dit l'auteur de l'obſervation , ſi la femme ne l'avoit entortillé autour de ſa cuiſſe. [*a*]

LES Ephémérides d'Allemagne , parlent auſſi d'une femme qui fut vue à *Munſter* , laquelle ſans aucune maladie , avoit aux parties naturelles , une quantité de poils ſi conſidérable , qu'ils lui deſcendoient juſqu'aux genoux. [*b*] L'auteur de cette obſervation , ajoute qu'il a connu un jeune homme & une jeune femme , bien conformés d'ailleurs , qui étoient privés de poils aux parties de la génération , & qui n'ont jamais eu d'enfans. Le même obſervateur dit avoir connu une autre femme , qui dès ſa première jeuneſſe , n'avoit que des poils blancs à

(*a*) Voyez la *Collection Académique* , tom. III. pag. 168.

(*b*) Dec. 2. An. 6. 1688.

ces mêmes parties , & qui fut toujours stérile. [*a*]

LES *grandes lèvres* [3, 3, Pl. XI.] sont deux replis formés par la peau : ces parties sont assez fermes dans les filles que les hommes n'ont point encore approchées , mais elles deviennent molles & pendantes aux femmes , lorsqu'elles ont eu beaucoup d'enfans. Les poils qui voilent ces parties sont moins forts que ceux du mont de Vénus.

L'ESPACE contenu entre les deux grandes lèvres , est ce qu'on nomme la *vulve* ou *grande fente* , pour la distinguer de l'entrée du col de la matrice que l'on nomme la *petite fente.*

LES deux grandes lèvres, en s'unissant par leur partie inférieure , forment la *fourchette* ; [4 , Pl. XI.] on y re-

____

(*a*) *Idem* , observat. XX.

marque un ligament membraneux qui se trouve, à ce que prétendent quelques Anatomistes, tendu dans les filles, relâché dans celles qui ont souffert l'approche du mâle, & presque toujours déchiré dans les femmes qui ont eu des enfans. Ce ligament forme, conjointement avec la partie interne du bas des grandes lèvres, un enfoncement que l'on appelle la *fosse naviculaire*.

Le *périnée* est l'espace compris entre la fourchette & l'*anus*. Il diminue par la fréquence des accouchemens, & se détruit même par ceux qui sont laborieux. [5, Pl. XI.]

Immédiatement après les grandes lèvres, on découvre deux excroissances charnues, molles, spongieuses, que l'on appelle les *nymphes*, [6, 6, Pl. XI.] parce qu'elles président aux eaux, en conduisant l'urine dehors.

La figure de ces parties est triangulaire, se trouvant plus large dans leur partie inférieure que dans la supérieure ; leur couleur est rouge, (sur-tout dans les jeunes filles ,) comme la crête d'un coq , dont elles ont aussi la figure. Leur grandeur varie, car il y a des personnes en qui elles passent au point qu'on est obligé de les couper en partie, pour prévenir la difformité & l'obstacle qu'elles apportent aux plaisirs du mariage. (*a*) Cette opération est nommée *Nymphotomie* ; elle n'est pas sans danger, si l'on n'a soin de prévenir l'hémorragie qui suit l'amputation de ces crêtes excessives. En Afrique, où cet excès est fort commun , il y a des hommes qui n'ont d'autre métier que de retrancher ce superflu , & qui vont criant dans les rues, *qui est celle qui*

____

[*a*] *Anatomie* de Dionis , Démonstration , IV.

veut être coupée ? (*a*) En quelques pays d'Arabie & de Perse, la *nymphotomie* est ordonnée aux filles, comme la circoncision l'est aux garçons ; on la fait quand les filles ont passé l'âge de puberté ; mais chez d'autres Peuples, comme ceux de la rivière de Benin, on est dans l'usage de faire cette circoncision aux filles huit ou quinze jours après leur naissance. [*b*]

AU DESSUS des nymphes est le *Clitoris*: [7, Pl. XI.] c'est un corps rond & un peu long. Sa composition est toute semblable à la verge, [1, fig. 4, Pl. III.] n'y ayant de différence que par rapport à l'uréthre, qui manque au clitoris. [fig. 3 & 4, Pl. IV.] Il a deux corps caverneux, un ligament

---

(*a*) *Dictionnaire de Chirurgie*, art. *Nymphes.*

[*b*] *Hist. Nat.* de M. de Buffon, tom. IV. *Recherches sur les Américains*, IV.e part. sect. IV.

suspenseur, des vaisseaux, deux muscles érecteurs, un prépuce, un gland ; [6, 6, 7, 7, fig. 3 & 4, Pl. IV. 1, 2, fig. 4, Pl. III.] ce qui l'a fait nommer *verge de la femme.*

CETTE partie, douée d'un sentiment exquis, est le siége principal du plaisir des femmes durant la jouissance, ce qui lui a mérité le nom d'*œstrum Veneris.* [aiguillon de Vénus.] Le clitoris est pour l'ordinaire assez petit: il commence à paroître aux filles à l'âge de puberté, [5, fig. 2, Pl. III.] & grossit à mesure qu'elles ont le tempérament plus ou moins érotique. La moindre titillation voluptueuse le fait gonfler par le moyen des corps caverneux, [3, 3, fig. 4, 1, 2, 3, fig. 3, Pl. III.] & dans l'union des sexes il se roidit comme la partie qui distingue l'homme. La grandeur du clitoris [elle égale quelquefois & surpasse même celle de la verge,] a porté des femmes à en abuser avec d'autres. Glorieuses peut-être de cette espèce de ressemblance avec l'homme, dit M. Tissot, il s'est trouvé de ces femmes imparfaites, qui se sont emparé des fonctions viriles...... L'on a vu souvent de ces femmes aimer des filles avec autant d'empressement que les hommes les plus passionnés, concevoir même la jalousie la plus vive contre ceux qui paroissoient avoir de l'affection pour elles. On a nommé encore le cli-

-----

(a) *L'Onanisme*, art. 1. sect. V. Platerus dit qu'une femme avoit le clitoris aussi gros que le col d'une Oye ; & Bartholin assure que cette partie s'ossifia à une courtisanne Italienne qui en avoit abusé. Tulpius parle d'une femme dont le clitoris étoit très-gros, & qui fut fouettée publiquement & bannie à perpétuité, pour avoir abusé de sa conformation. On sait jusqu'à quel point Sapho poussa la passion pour des personnes de son sexe : les femmes de Rome à l'époque où toutes les mœurs se perdirent, méritèrent les épigrammes & les satyres des Poëtes ; on peut voir ce que Juvenal reproche, dans sa VI.e Satyre à

toris pour cette raison *le mépris des hommes.*

CETTE partie peut être amputée, du moins son extrêmité ; c'est même un acte de Religion ordonné chez certains Peuples, & nous en parlerons au chapitre suivant. Parmi nous, il est des circonstances où on rendroit la santé à un grand nombre de filles, si l'on pouvoit émousser le sentiment trop vif du clitoris : il est la source de beaucoup d'égaremens solitaires qui plongent celles qui s'y livrent, dans le marasme, & les autres maladies qu'enfante la volupté. [a]

____

Laufella & à Madulina. Lucien dans ses *Dialogues des Courtisannes*, reproche le même vice aux femmes de son siècle. Cœlius Aurelianus a nommé *Tribades*, les femmes qui abusoient de leur clitoris ; Plaute les désigne sous le nom de *subigatrices* ; elles ont été nommées *frictrices* par quelques autres, & *ribaudes* ou *frotteuses* par les François.

(a) Cette extrême sensibilité, a fait nommer le clitoris, *gaude mihi* : les Latins l'appellent encore

LE *méat urinaire*, [8, Pl. XI, 3, fig. 2, Pl. III.] situé au dessous du clitoris, est dans les femmes le conduit de l'urine ; il est plus court, plus large & moins courbé que l'uréthre dans les hommes ; c'est pourquoi les femmes ont plutôt vuidé leur urine ; & on trouve aussi dans cette structure, la raison pour laquelle les femmes sont moins sujettes à la pierre que les hommes. Ce conduit est environné d'un sphincter, qui sert à retenir & à lâcher l'urine quand on le veut ; & on y observe aussi des glandes, qui, comme les prostates, distillent une

---

albatara ; *tentiginem* ; *columbus* ; *amorem & dulce-dinem* , *mentulam muliebrem* , & *pœnem femineum.* Venette nomme cette partie, *la fougue & la rage de l'Amour* ; on me dispensera de donner les autres noms du clitoris. Au reste, sa grandeur excessive a fait prendre pour *Hermaphrodites* plusieurs femmes qui ne différoient des autres que par cette partie. (Voyez 4 & 5, Pl. XV.)

humeur qui lubréfie ce canal.

LE commencement du conduit de la pudeur, [9, Pl. XI. 1, fig. 2, Pl. III.] se nomme *vagin*, en terme d'Anatomie ; on le nomme encore l'orifice externe de la matrice. (*a*)

[*a*] C'est à ce conduit qu'il faut rapporter particulièrement tous les noms que la licence des mœurs a fait donner aux parties qui distinguent la femme de l'homme. Dans un *Traité des Hermaphrodites*, imprimé en 1612 avec Privilége & Approbation, ouvrage fort rare aujourd'hui, l'auteur, (M. Duval, Médecin à Rouen) après avoir rapporté tous les noms donnés au conduit de la pudeur, ajoute, » je » l'ai oui nommer *sépulcre* & *monument* au Père Anne » de Joyeuse, en un Sermon qu'il fit dans l'Eglise » de St. Germain-de-l'Auxerrois au temps du Ca-» rême, parce, disoit ce Prédicateur, que les mem-» bres s'y ramollissoient ; & y encouroient souvent » carie & corruption. Le Sr. le Veneur, vivant » Evêque d'Evreux, continue Duval, l'appelloit » *Vallée de Josaphat, où se fait le viril combat*, &c. Chap. VIII. *Du sein de la pudicité de la femme & des oreilles y encloses.* On chercheroit peut-être inutilement un livre de Médecine écrit aussi librement & aussi singulièrement que ce Traité des *Hermaphrodites*.

Quelques Anatomistes assurent qu'un cercle membraneux, que l'on appelle *hymen*, ferme l'ouverture du vagin dans les filles qui n'ont permis l'entrée à aucun corps qui ait pu faire violence ; d'autres nient l'existence de l'hymen, qui seroit une marque certaine de la virginité, si elle se trouvoit dans toutes les filles. Je dirai, en parlant de la virginité ce qu'il faut croire de l'existence de cette membrane, d'après les meilleurs Anatomistes.

LES *caroncules myrtiformes* [o, o, o, o, Pl. XI. 2 . 2, 2, fig. 2, Pl. III.] sont de petites éminences charnues, disposées circulairement autour de l'entrée du vagin, où elles représentent des feuilles de myrte. Elles sont rouges, fermes, relevées dans les filles pucelles, (fig. 1 & 2, Pl. III.) & selon quelques Anatomistes, elles se joignent l'une à l'autre par quelques fibrilles fort déliées qui les tiennent assujetties ensemble. Beaucoup d'autres observateurs prétendent que ces parties ne font que des portions de l'hymen déchiré. Si cela étoit, ce seroit inutilement que l'on chercheroit les caroncules myrtiformes dans l'état de virginité, puisque leur préfence est un figne de la défloration.

LES parties externes de la femme qui servent à la génération, font expofées à des accidens dont la plupart néanmoins, font des vices de conformation que l'on apporte en naiffant, & auxquels la Chirurgie peut remédier.

QUELQUEFOIS les grandes lèvres font unies de manière que l'on n'obferve pas de vulve; on fait une incifion pour féparer ces deux parties, &

l'opération est absolument nécessaire.
Si c'est une membrane qui bouche seulement l'entrée du vagin, il faut encore déboucher ce conduit, & on y introduit une canule pour maintenir l'ouverture. (a) Une fille étant imperforée de naissance, rendoit les urines & le sang menstruel par l'anus ; cependant elle devint grosse. Comme elle sentoit à ces parties une grande démangeaison & une excessive chaleur, elle y fit de fréquentes fomentations ; la membrane qui bouchoit l'ouverture s'attendrit, se déchira & livra passage à l'enfant. Sur la plainte d'un homme contre sa femme pour avoir trouvé des obstacles invincibles à la consommation du mariage, le Juge ordonna une visite. On trouva l'orifice externe fermé d'une chair solide & naturelle,

____

(a) Voyez Ambroise Paré. Liv. XXIV. Chap. L.

ayant seulement un trou à peine assez grand pour admettre l'introduction d'une sonde ordinaire : Nonobstant cela, elle devint grosse. On lui coupa cette chair, qui étoit de deux travers de doigt d'étendue , & d'un demi pouce d'épaisseur. (*a*)

Il faut supposer dans ces deux observations, qu'il existoit , dans l'obstacle même à l'introduction de la verge, un conduit capable de recevoir la liqueur séminale & de la transmettre jusqu'au col de la matrice ; à moins que l'on n'aime mieux admettre le système de M. de Buffon ; & dans ce cas , en regardant la semence comme une liqueur dont la partie active & prolifique peut pénétrer à travers le tissu des membranes les plus serrées , on imaginera aisément comment des

------

(*a*) *Bibliothèque raisonnée de Médecine*, &c. tom. XVI. Art. *imperfections.*

femmes imperforées ont pu concevoir.

Il s'eſt trouvé des filles injuſtement ſoupçonnées de groſſeſſe, parce qu'une membrane qui bouchoit exactement le conduit de la pudeur, s'oppoſoit à l'éruption du flux menſtruel. Les livres de Médecine ſont remplis de pareilles obſervations ; on y voit que cette incommodité a toujours ceſſé dès que l'on a pu donner un paſſage à l'amas de ſang qui en impoſoit.

L'ORIFICE du vagin ſe trouve couvert extérieurement par les muſcles du clitoris qu'on a nommé *accélérateurs* ; ils ſont comme le ſphincter du vagin, dont ils reſſerrent & rétreciſſent l'orifice dans certaines circonſtances. C'eſt auſſi par le moyen de ces muſcles que quelques femmes ont la faculté de ſerrer les lèvres de la vulve ſelon leur volonté. Sous ces muſcles on découvre un lacis admirable de petits vaisseaux sanguins, qui font un corps particulier nommé *plexus rétiforme*, sous lequel se rencontre de chaque côté une glande, dont le conduit excréteur vient s'ouvrir à l'orifice du vagin.

LES glandes que l'on trouve dans cette partie, y sont nécessaires pour la lubréfier, & faciliter l'introduction du membre viril, qui ne seroit pas toujours aisée, si le conduit eût été privé d'une humidité qui en empêche le trop grand resserrement.

LES Parties dont j'ai parlé jusqu'ici, paroissent d'abord n'avoir qu'une très-petite liaison avec celles qui me restent à décrire, & néanmoins leur correspondance est si intime, qu'il est rare que l'accident, même le plus léger, ne se communique de l'une à l'autre. Elles participent également au plaisir ; & durant la jouissance toutes ces parties, dans plusieurs femmes, semblent partager la titillation voluptueuse qui agite le clitoris. Celui-ci, que la Nature a fait pour être le trône de la volupté dans les femmes, ne contribue en rien à la génération proprement dite, mais son action influe sur la matrice, & lui communique une sorte d'agitation qui lui est nécessaire pour remplir le but que la Nature s'est proposé dans l'union des sexes.

Ce n'est que lorsque l'on est parvenu à la matrice, que commence le mystère de la génération ; jusqu'alors tout est soumis aux sens, mais ici les ténèbres remplacent la lumière ; & l'homme, en marchant dans cette obscurité, essaie différens systêmes, qu'il s'efforce d'étayer par des observations, que chacun tourne favorablement, & adapte à l'hypothèse qu'il propose.

De toutes les parties intérieures de

la femme, qui servent à la génération,
la plus considérable est la matrice.
[3, Pl. I. 1, fig. 2, Pl. IV.] Sa figure approche de celle d'une poire, ou
d'un bouteille renversée, applatie dans
sa partie postérieure & antérieure ;
cette figure change dans la grossesse,
la matrice se trouvant pour lors presque ronde. [5, 6, 7, Pl. XII.] Quant
à sa grandeur, on observe que dans une
femme qui n'est point enceinte, elle
a pour l'ordinaire trois à quatre travers de doigt de longueur sur un pouce
d'épaisseur ; on sait qu'elle est susceptible d'une extension considérable lorsqu'elle contient le fétus. [Pl. XIII,
fig. 1, 2.] Dans les filles l'orifice de
la matrice est si étroit, qu'on a de la
peine à y introduire un stylet, [Pl.
III, fig. 1 & 2.] & que sa cavité peut
tout au plus contenir une grosse fève.
Sa situation est entre la vessie, [2,

Pl. I.] & l'inteſtin rectum, de manière que ſon fond eſt en haut & en
arrière , & le col ou l'orifice eſt en
bas & avancé ſur le devant. Ce que
j'ai nommé orifice externe de la matrice , eſt le vagin ; mais l'orifice externe proprement dit , eſt le col, [2 ,
fig. 2 , Pl. IV.] auquel aboutit le vagin ; & la partie qui regarde la cavité
de la matrice , eſt, ſelon les Anatomiſtes, le véritable orifice interne. Il
s'ouvre dans le conduit de la pudeur
par une fente tranſverſale , qui lui a
fait donner le nom de *muſeau de Tan-
che.* [1 , 2 , Pl. XIII.]

LA ſubſtance de la matrice eſt aſſez
ferme dans les femmes qui ne ſont
point enceintes ; mais elle perd de ſa
fermeté à meſure que la groſſeſſe avance : & l'on obſerve que dans les derniers mois , elle eſt compoſée princi-
palement d'un grand nombre de vaiſ-

feaux fanguins , & de fibres dont la plupart font charnues. La furface interne eft parfemée de beaucoup de petits pores , & de petits vaiffeaux qui diftillent le fang qui doit être évacué chaque mois. On y obferve auffi des mamelons , & des petits pelotons glanduleux qui laiffent échapper une humeur glaireufe. Ces derniers groffiffent , deviennent très-fenfibles après la conception , & s'adaptent avec le *placenta*. [3 , fig. 1 & 4 , fig. 2 , Pl. XIII.]

La cavité de la matrice a trois ouvertures fenfibles , dont l'une répond à fon col , & c'eft par ce conduit que l'homme tranfmet la liqueur féminale ; les deux autres , fituées aux parties latérales du fond , font l'extrêmité des deux conduits qu'on appelle les *trompes de Fallope*. [3 , fig. 2 , Pl. IV.] Ces trompes ont leur ouverture fi fine , lorfqu'elles pénètrent dans la matrice, qu'à peine peut-on y paffer une foie de Porc : [1, Pl. XII.] à mefure qu'elles s'éloignent elles s'élargiffent, [2, 3, Pl. *idem.*] & forment à leur extrêmité, la plus diftante de la matrice, une expanfion membraneufe & mufculeufe, qu'on appelle le *pavillon de la trompe*, dont le bord eft terminé par de petites dents mufculeufes, inégales, qui ont fait nommer cette partie *morceau frangé.* (4, Pl. *idem.*)

CETTE extrêmité de la trompe fe trouve unie en partie à deux corps blanchâtres, ovales, un peu applatis, fitués aux côtés de la matrice, auxquels on a donné le nom d'*ovaires*, [4, 4, Pl. I.] & que les anciens & plufieurs modernes appellent les *tefticules* de la femme. Ces corps, confidérés intérieurement, paroiffent contenir un nombre prodigieux de petits facs véficuleux remplis

remplis d'une liqueur fort claire ; on leur donne le nom d'*œufs*, & le tissu spongieux qui les entoure, paroît fournir à chacun une espèce d'écorce. Ces petits œufs contiennent, selon quelques Anatomistes, les individus auxquels la femme doit donner la vie, après qu'ils auront été fécondés par l'homme ; selon d'autres, la liqueur renfermée dans ces vésicules, est une véritable semence prolifique qui doit se mêler avec celle de l'homme pour la génération. Ces deux sentimens divisent les Physiciens, & nous verrons ailleurs les raisons qu'ils exposent pour soutenir chacun leur hypothèse.

LA matrice, les trompes, les ovaires, & deux cordons nommés *ligamens ronds*, qui maintiennent la matrice, sont enveloppés dans deux replis du *péritoine*, que l'on a appellé ligamens larges. Dionis croit, avec

affez de vraifemblance, que les ligamens ronds, qu'il nomme *ligamens in-
férieurs*, fervent à tirer le fond de la
matrice en bas pendant le coït, & à l'approcher de l'orifice externe, pour recevoir la femence dans le moment de
l'éjaculation. Cette penfée, dit notre
Anatomifte, s'accorde affez avec ce
que nous voyons arriver tous les jours;
car un homme qui a la verge courte,
ou qui ne l'introduit qu'à moitié dans
le vagin, ne laiffe pas que de faire des
enfans, parce que les ligamens tirant
la matrice en bas, l'amènent au devant
de la femence pour la recevoir, & ils
l'approchent quelquefois fi près de l'o-
rifice externe, qu'il y a eu des filles
qui font devenues groffes, quoiqu'il
n'y ait point eu d'intromiffion, & que
l'éjaculation ne fe fût faite qu'à l'entrée. (a)

(a) *Anatomie*, IV.e Démonftration.

LES vaisseaux de toute espèce qui se distribuent aux parties de la génération, sont, comme dans les hommes, divisés en des ramifications infinies. Les femmes ont également des vaisseaux spermatiques (5, 5, Pl. I.) auxquels on accorde la même fonction qu'à ceux que l'on observe dans l'homme; savoir la filtration de la liqueur prolifique ; ce que contestent les Auteurs qui suivent le système des œufs.

LES parties que l'on vient d'exposer succinctement sont sujettes à certaines variétés qui paroissent ne point suivre le cours ordinaire de la Nature. J'ai parlé de celles que l'on a observées dans le clitoris & les nymphes ; mais une difformité singulière affectée à certaines Nations, offre aux Naturalistes un vaste champ de réflexions. Les femmes des Hottentots ont une espèce d'excroissance, ou de peau dure & large, qui leur croît au deſſus de l'os *pubis*, & qui deſcend juſqu'au milieu des cuiſſes, en forme de tablier; les voyageurs diſent la même choſe des femmes Egyptiennes, mais qu'elles ne laiſſent pas croître cette peau, & qu'elles la brûlent avec des fers chauds. M. de Buffon doute que cela ſoit auſſi vrai des Egyptiennes que des Hottentotes; quoiqu'il en ſoit, dit cet Auteur célèbre, toutes les femmes naturelles du Cap ſont ſujettes à cette monſtrueuſe difformité, qu'elles découvrent à ceux qui ont aſſez de curioſité ou d'intrépidité pour demander à la voir ou à la toucher. (a)

IL eſt d'autres variétés que l'on ne trouve que dans quelques individus. M.

(a) *Hiſtoire Naturelle*, tome IV. *Des variétés de l'eſpèce humaine.*

Littre, en disséquant une petite fille morte à l'âge de deux mois, trouva qu'elle avoit le vagin partagé par une cloison charnue, perpendiculaire, en deux cavités égales : chacune de ces cavités aboutissoit à une matrice particulière. M. Littre présume que si cette fille avoit vécu, & qu'elle eut été mariée, elle auroit pu concevoir en différentes approches, tantôt par l'une des parties de sa matrice, & tantôt par l'autre, selon que la semence de l'homme auroit été portée à l'une ou l'autre de ces cavités. (*a*)

ON trouve dans le *Journal de Médecine*, une observation qui constate encore la possibilité de deux matrices dans un même sujet. [*b*] Une

____

(*a*) *Mémoires de l'Académie Royale des Sciences*, ann. 1705.

[*b*] Mois d'Avril 1757.

femme qui mourut à Paris, âgée de trente-deux ans, avoit auſſi deux matrices; placées de façon que la première, & celle qui en même-temps méritoit le nom de matrice, avoit ſervi à la conception de pluſieurs enfans, qui étoient tous nés à terme, & parfaitement bien conformés. La mère après avoir mis ces enfans au monde, conçut un fœtus dans la ſeconde matrice, qui ne put ſe prêter aux mouvemens & à l'accroiſſement du petit être qu'elle contenoit, elle ſe rompit, & cauſa la mort à la mère & à l'enfant. (*a*)

ON ſait que les parties de la génération préſentent des variétés ſingulières dans les *Hermaphrodites*; (1 , 2, 3 , 4 , 5 , Pl. XV.) mais l'obſervation extraordinaire, communiquée par M.

(*a*) *Tranſactions Philoſophiques*, ann. 1669.

Baux, au sujet d'une fille qui n'avoit aucune marque de sexe, mérite d'être placée ici. « Il y a déjà plusieurs an-
» nées, dit M. Baux, que l'on nous
» manda, mon père & moi, pour
» voir une fille de quatorze ans, d'un
» très-bon tempérament & d'une très-
» jolie figure, qui étoit si singulière-
» ment constituée, qu'elle fut le sujet
» de notre étonnement & de notre
» admiration. Elle n'avoit aucune mar-
» que de sexe, pas la moindre pe-
» tite apparence de parties génitales,
» ni d'anus...... Malgré cette confor-
» mation si bizarre, cette fille avoit
» un très-bon appétit, dormoit bien,
» & travailloit, avec beaucoup d'au-
» tres jeunes personnes de son sexe,
» à dévider de la soie. Cependant, il
» falloit une issue pour les excrémens :
» la Nature l'avoit pratiquée par la
» voie la plus affreuse & la plus dé-

» goûtante que l'on puisse imagi-
» ner. [a] Jusqu'ici tout ce que l'on
voit est affreux, mais il n'y a rien
de surnaturel. Le reste est du merveilleux. Les reins, & les conduits uri-
naires étoient sans action. Les mamelles y suppléoient, & versoient dans
différens temps de la journée, une eau
claire & limpide, qui dégageoit la
masse du sang du liquide superflu. [b].

(*a*) Cette infortunée, au bout de deux ou
trois jours, éprouvoit à la région ombilicale,
une douleur sourde, qui se changeoit en irritation
assez vive, & qui augmentoit au point que les
nausées survenoient, que l'estomac se soulevoit,
& rejettoit de véritables matières fécales.

(*b*) L'Auteur de cette observation, Médecin ag-
grégé au Collége de Médecine de Nismes, de l'A-
cadémie Royale de la même Ville, &c. la termine
ainsi. « J'ai été témoin avec mon père, de
» la vérité de ces deux faits que j'atteste, & que
» je ne prétends pas expliquer. Je ne sais ce qu'est
» devenue cette fille. » *Voyez le Journal de Médecine*, Janvier 1758.

CETTE obſervation , une des plus ſingulières que l'on connoiſſe en Mé= decine, prouve juſqu'à quel point no- tre ſtructure peut être variée dans les écarts de la Nature ; elle prouve en- core, & c'eſt ce qu'il y a de plus important à remarquer , la force de la Nature, qui tend toujours à la conſer- vation de ce qui exiſte, & qui em- ploie, pour y réuſſir , les moyens les plus extraordinaires.

L'USAGE des parties , qui dans l'hom- me ſervent à la génération, eſt plus facile à développer que celui des parties de la femme. On ne peut diſconvenir que dans le mâle , les teſticules ne ſervent à filtrer l'humeur ſéminale , & que la verge ne ſoit deſtinée à la tranſmettre dans la matrice : au lieu que les teſ- ticules de la femme [4 , 4 , Pl. I.] ſont regardés comme étant un com=

M v

pofé d'œufs, par une partie des ana-tomiftes, & comme filtrant une véri-table femence par l'autre partie des obfervateurs. Ces différentes opinions jettent néceffairement de l'obfcurité fur l'ufage des organes que nous avons dé-crits.

EN EFFET, fi la femme n'a pas une véritable femence, ce qui eft problé-matique, il faut regarder le clitoris comme le feul agent du plaifir ; mais comment la feule érection de cette partie peut-elle remplacer, dans la jouiffance, les avantages que la Natu-re a accordés aux hommes ? Les nerfs qui entrent dans la compofition de la verge en rendent l'extrêmité d'une fen-fibilité exquife, mais l'érection feule ne fuffit pas pour appeller ces fenfations voluptueufes d'où naît le plaifir.

SI les ovaires font, comme les tef-ticules, deftinés à filtrer une humeur féminale; le Syſtême de la Génération par des œufs s'écroule; mais auſſi on explique comment la femme partage les embraſſemens de l'homme avec autant d'ardeur que lui. En ſuivant ce ſyſtême, il doit réſulter que la génération, pour avoir lieu, exige une correſpondance exacte dans les individus des deux ſexes qui y concourent........ Eh ! combien de femmes conçoivent ſans éprouver aucune ſenſation qui annonce la rencontre, ou même l'épanchement des fluides ſéminaux ! Combien d'hommes laiſſent une nombreuſe poſtérité ſans que celle qui lui a donné la vie, ait ſenti les douceurs qui accompagnent la copulation ! L'humeur que fournit les proſtates, & celle qui s'exprime des glandes qu'on obſerve dans le conduit de la pudeur & à l'orifice de la matrice, peuvent-elles, durant la jouiſſance, cauſer le plaiſir qui l'accompagne ? C'eft ce que je me garderai bien de décider. Je n'affurerai pas non plus, comme l'a fait un Médecin très-connu par fes ouvrages, (*a*) que le plaifir eft caufé par les *vibrations*, fi je peux m'exprimer ainfi, de la valvule, ou foupape qui ferme le paffage de la liqueur prolifique, lorfqu'elle tend à s'échapper. Le plaifir eft, felon cet Auteur, une fenfation qui auroit pour caufe une opération purement méchanique, indépendante de l'action du fluide féminal fur les véficules qui le contiennent ; le plaifir ne feroit plus alors un éclair qui naît & meurt au même inftant ; on pourroit en quelque façon le fixer ; il deviendroit même une fenfation étrangère à ce qui le produit ordinairement....

[*a*] M. de la Mettrie, *Art de faire des garçons*, tome II.

Hé quoi ! la Nature qui a attaché le plaisir à l'acte qui perpétue les espèces, l'en auroit rendu indépendant !........ Les hommes qui ne le font pas encore, ceux qui ne l'ont jamais été, ceux qui ne le font plus, auroient des avantages sur les hommes que l'âge, la force, le tempérament favorisent ! Non, non, la Nature ne fera pas envier à l'*homme*, les plaisirs stériles de l'*eunuque* ; le premier connoîtra la volupté dans toute son étendue, & l'autre n'aura que des desirs impuissans comme lui-même.

IL faut conclure que la cause immédiate du plaisir dans les femmes est encore inconnue ; ou il faut admettre deux causes qui peuvent lui donner lieu ; l'extrême sensibilité du clitoris dans une partie des femmes, & l'émission d'une liqueur quelconque dans l'autre.

CHAPITRE VI.

De la Puberté.

LA Nature, par des gradations que l'amour-propre rend presque toujours insensibles, fait passer l'homme de l'âge viril à la vïeillesse : le passage de l'enfance à la puberté est beaucoup plus sensible. L'enfant qui entre dans l'adolescence, plus susceptible d'impressions physiques, puisqu'avant ce terme la Nature ne lui fournissoit que ce qui étoit nécessaire pour sa nourriture & son accroissement, sent peu à peu les principes de vie se multiplier en lui. Ses forces augmentent, un feu jusqu'alors inconnu anime son imagination, fait naître des desirs dont il cherche inutilement à démêler le caractère. Les pulsations de son cœur augmentent par intervalles, une douce langueur y fuccède; l'enfant inquiété par les changemens qui commencent à fe faire dans fa conftitution, s'agite dans un temps, devient trifte & rêveur dans un autre : il ne fort de cet état que lorfque la Nature ayant achevé fon ouvrage, parle clairement à à l'individu. C'eft alors que fes defirs ont un objet, & que l'homme fe préfente fur le théatre des paffions qui doivent l'agiter.

C'EST vers l'âge de douze ans pour les filles, & de quatorze ans pour les garçons, que la puberté commence la révolution qui doit perfectionner & achever leur exiftence.

UNE efpèce d'engourdiffement, quelquefois accompagné de douleur, fe fait fentir aux aines & fe communique dans prefque toutes les jointures des membres. On éprouve en même temps une sensation, jusqu'alors inconnue, dans les parties des deux sexes qui doivent concourir à la génération; ces parties prennent de l'accroissement, se couvrent de petits filamens qui doivent les voiler . le son de la voix change, il devient rauque & inégal, & ensuite plein , assuré, grave. Ce changement dans la voix, qui est très-sensible dans les hommes, l'est moins dans les femmes, parce que le son de leur voix est naturellement plus aigu ; mais une oreille délicate & attentive le distingue aisément.

Ces signes qui annoncent la puberté sont communs aux deux sexes ; il y en a néanmoins de particuliers à chacun. L'éruption des menstrues, l'accroissement du sein pour les femmes ; la barbe & l'émission de la liqueur séminale pour les hommes. Il est vrai que cés fignes ne font pas auffi conftans les uns que les autres ; la barbe, par exemple, ne paroît pas toujours précifément au temps de la puberté ; il y a même des Nations entières où les hommes n'ont prefque point de barbe, & il n'y a au contraire aucun peuple chez qui la puberté des femmes ne foit marquée par l'accroiffement des mamelles. [a]

LES Sauvages de l'Amérique, en général, n'ont rien qui indique la puberté, étant privés de poils au menton, & les parties fexuelles n'en étant pas couvertes. Les femmes dans plufieurs cantons de cette partie du monde, n'ont en aucuns temps l'écoulement périodique, qui ailleurs annonce la puberté. [b]

----

[a] *Hift. Nat.* de M. de Buffon, vol. IV.

[b] Voyez *les Voyages* du Baron de a Hontan.

Il seroit donc en quelque façon impossible de fixer l'époque générale à laquelle les individus peuvent engendrer, puisque chez les Sauvages ce qui annonceroit la puberté des hommes & des femmes ne paroît point, je veux dire, l'apparition du poil & de la barbe, & celle des menstrues. L'émission de la liqueur séminale, & l'accroissement des mamelles peuvent seuls l'annoncer ; mais même parmi les Sauvages, que d'individus n'attendent pas ces marques de puissance, pour se livrer à des excès prématurés !

Il faut, & ceci est essentiel, distinguer la puberté naturelle de la puberté qu'on me permettra de nommer *factice,*

---

tome II. *Voyage au Pérou*, de Dom Juan, tome II. *La défense des recherches philosophiques sur les Américains*, chap. IV. &c.

Celle-ci , doit fa naiffance aux liaifons dangereufes , aux lectures obfcènes , aux alimens fucculens , à tout ce qui peut enflammer l'imagination ; l'autre eft l'ouvrage de la Nature. L'enfant fur lequel elle agit feule, voit affez tranquillement les changemens qui s'opèrent en lui ; la liqueur précieufe qui les caufe , étant féparée du fang, y rentre perfectionnée, imprégnée d'efprits ; & reprenant les voies de la circulation , porte dans toutes les parties la force & la fanté..... Regardez cet adolefcent déjà vigoureux, qui exerce fon corps aux travaux champêtres ; un léger duvet paroît à peine fur fon menton , fes membres mufculeux fe prêtent avec foupleffe à tout ce qu'il entreprend , rien d'extérieur n'accélère en lui le développement de la puberté...... La Nature fait pour lui ce qu'elle fait pour les arbres , pendant la faifon rigoureufe de l'hiver :

on la croit endormie, tandis qu'elle dispose & prépare la sève à donner des productions aux premières chaleurs du printemps. Mettez en opposition à ce tableau, un enfant abandonné aux vices qui ne sont que trop communs dans la société : les desirs de celui-ci préviennent la Nature, & l'acte devance le tempérament. Long-temps avant le terme fixé pour jouir, des efforts multipliés lui ont fait connoître l'image du plaisir ; il ne connoîtra que cela ; la volupté est conduite par la Nature ; celui qui la prévient énerve des organes qui se refuseront plus tard aux aiguillons de l'Amour : c'est une plante que la vanité cultive, mais qui se desséchera peu à peu, épuisée par des productions trop hâtives.

Si l'époque où nous devons jouir, n'est pas marquée généralement par des signes extérieurs chez tous les Peuples de l'univers ; & fi les mœurs, le climat influent fur le plus ou moins de précocité à la puiſſance, il eſt cependant, pour chaque individu, un temps marqué par la Nature. On le reconnoit à la force qui agite les organcs délicats fur lefquels la puberté influe, & à l'affluence des principes génératifs qui excitent le defir. Pour bien entendre ceci, il faut emprunter le fentiment de M. de Buffon, & nous verrons alors de quelle importance il eſt pour la fanté de favoir diftinguer ce moment où l'homme peut produire fon femblable.

» SE nourrir, fe développer & fe
» reproduire, font les effets d'une feule
» & même caufe. Le corps organifé fe
» nourrit par les parties des alimens
» qui lui font analogues ; il fe déve-
» loppe par la fufception intime des
» parties organiques qui lui convien-

» nent , & il se reproduit , parce qu'il
» contient quelques parties organiques
» qui lui ressemblent. (*a*)

DE ces principes fondamentaux, M.
de Buffon tire des conséquences générales qui embrassent tous les corps animés & végétans ; je dois les restreindre à mon objet. La nourriture que l'on donne à l'enfant dès sa naissance, renferme , comme celle qu'on lui substituera dans un âge plus avancé, des parties qui n'étant point essentielles au développement, (qui ne sont point *organiques* , pour me servir de l'expression de M. de Buffon,) sont rejettées hors du corps organisé par la transpiration & par les autres voies excrétoires. Celles qui sont organiques, ou *nutritives* , restent & servent au développement & à la nourriture du corps

____

(*a*) *Histoire Naturelle*, tome III.

organifé. Il eft très-naturel d'imaginer que ces dernières, extraites, perfectionnées, comme on l'a vu dans le chapitre qui traite des parties de l'homme qui fervent à la génération, font les caufes de la reproduction ; foit qu'elles contiennent réellement toutes les parties de l'individu auquel elles doivent donner la naiffance, ou foit qu'elle ne fervent qu'à féconder l'œuf que l'on fuppofe renfermé dans la femme. Ce n'eft qu'en imaginant l'homme dans un degré d'accroiffement confidérable, qu'on peut croire que le fuperflu des parties organiques, eft obligé, ne trouvant plus autant de facilité à s'introduire dans le tiffu des parties, de réfluer vers celles qui coopèrent à la génération.

C'EST par cette raifon, que pendant que le corps croît & fe développe, toutes les parties abforbant la nourri-

ture, il y en a très-peu de renvoyées
de chacune de ces parties; le corps
prend de l'accroissement, mais il
n'est point en état de produire. Il
faut qu'il ait pris la plus grande partie de son accroissement, qu'il n'ait
plus besoin d'une aussi grande quantité
de nourriture pour se développer, avant
que la substance qui doit faire la liqueur séminale, soit renvoyée de toutes les parties dans les organes qui
doivent la séparer du sang.

» LA liqueur séminale arrive &
» remplit les réservoirs qui lui sont pré-
» parés, & lorsque la plénitude est trop
» grande, elle force, même sans au-
» cune provocation & pendant le
» sommeil, la résistance des vaisseaux
» qui la contiennent, pour se répan-
» dre au dehors. » (a) C'est alors que
l'homme

____

(a) *Histoire Naturelle*, tom. IV.

l'homme eſt dans l'âge de Puberté ;
& que la jeuneſſe bouillante, dit Montagne, *s'échauffe ſi avant en ſon har-*
nois toute endormie, qu'elle aſſouvit en
ſonge ſes amoureux deſirs. (a)

TELLE eſt la Puberté vers laquelle
le temps nous conduit peu à peu , &
c'eſt faire beaucoup pour notre ſanté,
que d'attendre les ſignes les moins
équivoques de puiſſance , pour nous
livrer au plaiſir. En parlant de la Stérilité , j'ai fait voir quels avantages il
réſultoit pour chaque individu, de re-
tarder le plus qu'il lui eſt poſſible les
ſacrifices que chaque homme doit à
l'Amour. On a vu quels hommes
étoient les Gaulois, eux qui déshono-
roient ceux qui connoiſſoient les femmes avant l'âge de vingt ans accomplis.

____

[a] Livre prem. chap. **XX.**

II. Partie.   **N**

LES jeunes gens, qu'une imagination enflammée porte vers les plaiſirs avant qu'ils en ſoient capables, déterminent, par des actes violens & par des irritations continuelles, la matière de leur accroiſſement à ſe porter dans les réſervoirs où elle ne devroit arriver que plus tard. Ces hommes ſe creuſent un précipice ſur le chemin de la volupté ; ils s'énervent ; bientôt la perte des eſprits dérange les fonctions ; ils maigriſſent, ceſſent de croître, tombent dans le maraſme, (*a*) & meurent ; ou végétans triſtement, ils ceſſent d'être hommes au moment où ils devroient commencer à l'être.

____

(*a*) Cette maladie eſt l'amaigriſſement & conſomption de tout le corps. Cet état eſt quelquefois affreux ; dans le dernier degré, le corps paroît comme un ſquelette, la peau collée ſur les os, le ventre comme attaché au dos, le viſage pâle & terreux, les yeux enfoncés, les tempes abattues, &c. &c.

UNE des raisons pour lesquelles les hommes croient ordinairement que les femmes sont beaucoup plus portées qu'eux vers le physique de l'amour, est l'accélération de la Puberté chez-elles. En effet, en puissance, elles devancent les hommes ; & dans tous les pays, les filles sont plus précoces de quelques années que les garçons. On trouve la raison de cette disparité dans la constitution des femmes. Elles sont plus petites en général & plus foibles que les hommes, leur tempérament est plus délicat ; par conséquent, elles ne doivent pas avoir besoin d'un temps aussi considérable qu'il le faut pour les hommes, avant que d'avoir pris leur accroissement. Les hommes étant plus grands, plus forts, ayant les os plus massifs, on doit présumer que le temps nécessaire à l'accroissement de leur corps, doit être plus long. Puisque c'eſt d'après cet accroiſſement pris ; du moins pour la plus grande partie, que le ſuperflu de la matière nutritive commence à être renvoyé de toutes les parties du corps dans les parties de la génération des deux ſexes ; cette matière doit être renvoyée plutôt dans les femmes que dans les hommes , parce que leur accroiſſement ſe fait en moins de temps , qu'en total il eſt moindre , & que les femmes ſont réellement plus petites que les hommes. (*a*)

En admettant ces idées ſur la nutrition & l'accroiſſement , il eſt facile de réſoudre & d'expliquer pluſieurs faits relatifs à la génération. La liqueur prolifique eſt moins abondante dans la jeuneſſe , parce que les parties prenant encore de l'accroiſſement , la matière de cette humeur y eſt employée. Les

----

(*a*) Voyez l'*Hiſtoire Naturelle* , tom. IV.

hommes dont le corps est maigre sans être décharné , ou charnu sans être gras , sont plus propres au mariage que ceux qui ont un embonpoint considéble , & dont la graisse s'entretient aux dépens de la liqueur séminale ; parce que chez les premiers , le tissu des parties étant serré , ces parties qui ne prennent plus , pour ainsi dire , d'accroissement , renvoient la matière nutritive aux parties de la génération. Par la même raison , les hommes deviennent d'autant plus capables de procéder à la génération , qu'ils approchent plus de leur perfection physique.

L'EXEMPLE des animaux , qui , ne connoissant aucun des moyens que la soif de jouir a fait essayer aux hommes , suivent plus exactement qu'eux les loix de la Nature , doit nous instruire sur le temps fixé pour les plaisirs. Parmi les animaux , du moins pour la plupart ,

(car les poiſſons entr'autres font ici une exception ,) ils ne s'occupent de la réproduction que lorſqu'ils ont fini de croître ; & l'accroiſſement des chiens , par exemple, eſt preſque complet, lorſque les femelles deviennent en chaleur, ou que les mâles commencent à les chercher.

Les voluptueux , les Poëtes *érotiques*, peuvent vanter le plaiſir que l'amour fait naître dans les ſens intacts des jeunes gens , lorſque ne ſachant encore ce qu'eſt la volupté, ils l'interrogent par de douces agaceries ; mais le vrai plaiſir , le ſeul dont on puiſſe jouir long-temps, eſt celui qui s'offre à nos ſens lorſqu'ils ſont capables d'y répondre , d'en ſentir toute la douceur , toute l'énergie, d'en ſavourer les délicieuſes extaſes , de les prolonger même par d'innocentes ruſes. On ne peut ſe procurer ces détails du plaiſir ,

que les organes n'en foient capables ,
qu'ils n'aient acquis leur perfection ,
& ce n'eſt pas dans l'enfance qu'il faut
ſe promettre cette félicité.... Jeune
homme , qui voulez l'être long-temps ,
attendez que votre tempérament ſoit
décidé , avant que de vous livrer à
l'amour : vous meſurerez alors le plaiſir
ſelon vos forces. A dix-huit ans , ſi vos
veines ſont gonflées d'eſprits vivifians
qui portent l'empreinte des deſirs ſur
votre viſage ; ſi la vue d'une belle
femme allume dans vos yeux le flambeau de l'amour ; ſi les images ſolâtres
& voluptueuſes qui ſe jouent de votre
imagination pendant le ſommeil , frap-
pent vos ſens aſſoupis en donnant le
ſignal du plaiſir aux parties qui en
ſont les organes ..... Jeune homme ,
cherchez une compagne qui augmente
& partage avec vous la volupté.

QUOIQU'EN général , on puiſſe

marquer le temps de la Puberté, à quatorze ans pour les filles & seize ans pour les garçons ; cet âge varie chez les différens Peuples. Dans toutes les parties méridionales de l'Europe & dans les villes, la plupart des filles sont pubères à douze ans & les garçons à quatorze ; mais dans les Provinces du Nord & dans les campagnes, à peine les filles le sont elles à quatorze, & les garçons à seize. La puberté est très-précoce au Royaume de Decan, dans les Etats du Mogol, puisqu'on y marie les filles dès l'âge de huit ans & les garçons à dix ans : il arrive fréquemment qu'il naît des fruits de ces mariages dans la première année. Dans l'Indoustan les enfans sont également capables d'être mariés à neuf ou dix ans. (*a*)

[*a*] *Mélanges curieux & intéressans*, &c. tom. IX. Voyez aussi ce que nous avons dit à ce sujet au chapitre II. de ce volume.

CE qui doit déconcerter ceux qui attribuent ces variétés à l'influence du climat exclufivement, c'eft qu'il arrive la même chofe parmi une Nation qui habite un pays où le froid eft des plus rigoureux. Les Samojèdes occupent la partie feptentrionale de l'Empire Ruffien ; on imagine aifément quel doit être ce pays ; par-tout, ce n'eft que marais glacés, déferts affreux, montagnes couvertes de neiges & de glaces ; c'eft de tous les pays habités de notre continent, celui qui eft le plus froid & le plus horrible. La Nature femble même n'y avoir qu'ébauché les êtres animés, puifque d'après les relations des voyageurs, (*a*) les Samojèdes hommes & femmes font très-laids, & qu'on n'obferve aucune différence de phyfionomie entre les fexes. Quoiqu'il

______

(*a*) *Mélanges curieux & intéreffans*, &c. tom. II.

N v

en foit , la puberté eft précoce parmi ces individus ; les filles y font , pour la plupart, mères à onze ou douze ans, ou pour mieux dire une fille ceffe de l'être dès qu'elle fait marcher, & un garçon de douze ans peut réjouir fon père, qui feroit un jeune homme dans notre climat, en lui préfentant fon petit-fils.

IL ne faut pas croire que la Nature ait favorifé ces peuples en accélérant la puberté parmi eux ; ces femmes fi précoces dans la réproduction, & qui, comme on a vu , font mères à neuf, à dix & quelquefois à huit ans, [a] ceffent d'en être capables avant trente ; elles fentent alors toutes les infirmités de la vieilleffe ; car l'ufage prématuré

(a) *Mandelshof* a vu aux Indes, une fille qui avoit les mamelles formées à deux ans ; elle fut réglée à trois & accoucha à cinq. Voyez le *Dict. raifonné d'Anatomie*, &c. art. RÈGLE.

du plaifir, dans les pays mêmes où la Nature femble avoir avancé le moment où l'on peut le faire éclorre, hâte le terme de notre deftruction. Quoique les Nègres de Guinée foient d'une fanté ferme & très-bonne, rarement arrivent-ils à une certaine vieilleffe : ils paroiffent vieux dès l'âge de quarante ans ; eh ! peut-on en accufer autre chofe, que les excès de débauche, fur-tout avec les femmes ? Rien de fi rare, dit M. de Buffon, que de trouver dans ce Peuple, quelque fille qui puiffe fe fouvenir du temps auquel elle a ceffé d'être vierge. (*a*)

La Puberté accélérée, que j'ai diftinguée en *factice* & en *naturelle*, dépend du climat & des mœurs. Il n'eft pas furprenant que la Nature dans les climats chauds prépare de bonne heure

____

(*a*) Voyez *l'Hiftoire Naturelle*, tom. VI.

les germes, qui par tout ailleurs doivent éclorre plus tard. Si chez certains peuples [les Samojèdes, par exemple] les individus sont pubères à un âge qui doit étonner, sous un climat aussi rigoureux, il en faut chercher la cause dans les mœurs. En effet, les hommes que le froid excessif oblige de vivre presque toute l'année dans des cabanes où toute une famille pressée étroitement n'a rien de caché pour chacun des membres qui la composent, doivent acquérir dès leur plus tendre jeunesse des connoissances capables d'irriter les desirs. C'est ce que M. l'Abbé Chappe a très-bien observé dans son Voyage en Russie. Il a vu dans différentes provinces de ce vaste Empire, où le froid est très-rigoureux, la débauche effrénée régner parmi la jeunesse. « La manière dont vivent ces » peuples dans leurs chaumières, dit

» notre Académicien, eft bien propre
» à accélérer le dépériffement de l'ef-
» pèce humaine, à caufe de l'excès du
» libertinage qu'elle y occafionne....
» Ils ne connoiffent point l'ufage des
» lits, ils couchent pêle-mêle prefque
» nuds fur des bancs & fur des poëles:
» les pères & mères ne fauroient jouir
» des droits du mariage, que leurs en-
» fans n'en foient témoins. La jeu-
» neffe plutôt inftruite qu'ailleurs, a
» trop de facilité pour ne pas fe li-
» vrer à la diffolution. Auffi eft-on
» obligé de les marier de bonne-heu-
» re, pour prévenir les défordres. (*a*)

C'EST par cette corruption de mœurs
que l'on peut rendre raifon de la puberté précoce de quelques peuples du
Nord, puifque fuivant l'opinion de
prefque tous les Philofophes, le tem-

[*a*] *Voyage en Sibérie*, &c. tom. I.er part. I.re

pérament agit moins dans les climats du nord, que dans ceux du midi. Les septentrionaux font moins portés aux plaifirs de l'amour. Ce fentiment eft chafte & légitime parmi eux, dit encore l'Abbé Chappe, [a] & prefque toujours criminel parmi les peuples méridionaux.

LES hommes feront donc pubères de meilleure heure, en raifon de la chaleur du climat, & auffi de la dépravation des mœurs. Ils feront auffi plus robuftes en raifon de ce que la puberté, foit par l'influence du climat ou des mœurs, fera plus tardive.

ON voit quelquefois fous notre climat des exemples précoces de Puberté. Le célèbre Joubert, Chancelier de l'Univerfité de Montpellier, a vu en Gaf-

____

(a) *Idem*, pag. 258.

cogne, un fille nommée *Jeanne de Peirie*, qui mit un enfant au monde à la fin de sa neuvième année. S. Jérome assure qu'un enfant de dix ans fit goûter les plaisirs de l'amour à une nourrice avec laquelle il couchoit, & qu'enfin elle devint enceinte. (*a*) Dans un village à deux ou trois lieues d'Ypres, une fille qui n'avoit pas encore neuf ans, accoucha heureusement en 1684 d'un garçon plein de vie. L'âge de la fille fut justifié par le regiſtre Baptiſtaire. (*b*) Il n'y a pas long-temps, que l'on aſſuroit que Paris avoit donné un exemple de cette eſpèce de phénomène. J'en fis mention dans la première édition de cet ouvrage, d'après le bruit général qui s'en répandit dans

[*a*] *Tableau de l'Amour conjugal*, II. part. chap. III. art. 2. *Traité des Eunuques*, II.ᵉ part. chap. II.

[*b*] *Journal des Savans*, Mai 1684.

la Capitale, où j'étois alors, & où
personne ne paroissoit douter de cet
événement singulier..... Laissons parler M. Savary, Médecin du Roi, qui
en réfutant les contes qui portent visi-
blement le sceau de la fourberie, ne
fait aucune grace à celui dont il est
question..... « Tout Paris, dit-il, n'a-
» t-il pas couru en foule..... pour voir
» une petite fille de huit ans qu'on fai-
» soit passer pour grosse ? On en a vu ou
» cru voir tous les signes extérieurs :
» on a imprimé en forme de relation
» tous les détails du *viol*, de la *grossesse*,
» de l'*accouchement*, de l'opération *cé-*
» *sarienne* : les papiers publics ont an-
» noncé le fait & toutes ces circonstan-
» ces, jusqu'à nommer l'accoucheur, le
» parrain & la marraine..... Cepen-
» dant cette prétendue merveille n'é-
» toit qu'une imposture imaginée par
» la mère de l'enfant pour gagner de

» l'argent aux dépens des gens cré-
» dules. [a].

Il est plus ordinaire d'observer de petites filles chez qui l'éruption des menstrues semble annoncer une puberté des plus précoces, quoiqu'on ne doive pas regarder comme pubères, celles qui n'en ont que ce seul symptôme.

Une petite fille d'un an, jouissoit d'une bonne santé, & étoit à cet âge sujette à l'écoulement périodique ordinaire aux filles qui entrent en âge de puberté. Quelques médecins ont observé les règles dans des filles, depuis leur naissance, sans interruption. On les a vu paroître à six mois, à deux ans, à trois, à cinq, &c. dans les filles qui jouissoient également d'une bonne san-

----

(a) Voyez la Préface du tom. VII. de la *Collection Académique*, partie étrangère ; & le premier de la Médecine séparée.

té. (*a*) Un enfant àgé de quatre ans, avoit les mamelles, & les parties qui caractérisent son sexe, formées comme dans une fille de dix-huit ans; sa hauteur étoit de trois pieds & demi. [*b*] Le même auteur, de qui j'emprunte cette observation, donne l'histoire d'un enfant de six mois, qui commençoit à marcher : à quatre ans, il paroissoit capable de génération; à sept ans, il avoit de la barbe, & la taille d'un homme. Un autre enfant, avoit à quatre ans, quatre pieds huit pouces & demi de haut. Il prenoit des bottes de foin de quinze livres, qu'il jettoit dans les rateliers des chevaux.

------

[a] Voyez *Les Observations rares de Médecine d'Anatomie,* &c. par Wander Wiel, tom. I. Le *Journal des Savans,* février 1683. La *Collection Académique,* tom. I. pag. 296. tom. III. pag. 132 & 263. &c. &c.

[b] *Bibliothèque choisie de Médecine.* tom. I. art. *ACCROISSEMENT.*

Il nâquit aux environs de Prague, un enfant en qui la Nature avoit tellement avancé le terme du développement, qu'à l'âge de trois ans, il battoit le grain à la grange, & étoit en état de foutenir les travaux les plus pénibles de la campagne, comme les plus robuftes payfans; il commença à cet âge d'avoir de la barbe, & les parties qui fe couvrent de poils en parurent garnies. A douze ans & demi, il fut un homme fait, grand, robufte, & demandoit le mariage avec les inftances les plus vives. (*a*)

Une femme du Diocèfe du Mans, accoucha d'un garçon qui avoit en naiffant une grande chevelure blonde. A fix mois, il avoit la tête & le tronc du corps auffi gros qu'un homme de

----

(*a*) *Collection Académique*, tom. III. pag. 667.

trente ans , & les parties de la génération , couvertes de poils très-épais &
très-longs, étoient favorisées de certains
mouvemens qui ne sont point ordinaires
aux enfans. Il mourut âgé de quatre
ans. (*a*)

Au mois de Juillet 1753 , il nâquit
à Cahors un enfant, que l'on put
croire en pleine puberté vers l'âge de
quatre ans. Les parties sexuelles avoient
acquis alors le volume, & *exactement*
toute la forme extérieure qu'elles doivent avoir dans un homme de trente
ans , *bien conformé.* Il eut alors un
penchant décidé pour le sexe. Il aime ,
dit le Médecin qui a communiqué cette
observation , à se trouver avec les filles ,
sur-tout quand elles sont *nubiles* ; &
quand il est auprès d'elles, il donne
tous les signes extérieurs d'une passion

____

[*a*] *Journal des Savans.* Février 1672.

très-férieufe. Sa phyfionomie enfan-
tine, & fa raifon qui n'eft guère plus
formée, qu'elle ne l'eft communément
à fon âge, font un contrafte fingulier
avec fon maintien paffionné & fes defirs amoureux. Sa voix n'eft pas moins
merveilleufe que le refte ; c'eft une
baffe-taille, &c. &c. (*a*)

APRÈS les principes établis fur la nutrition & l'accroiffement des corps, ces
exemplesfinguliers ne font pas faciles à
expliquer.... Eh! qui voudroit l'entre-

––––––––––––––––––––––––––––

[*a*] Cette obfervation, communiquée par M.
Fagès de Cazelles, Médecin du Roi à Cahors, eft
inférée dans le *Journal de Médecine*, du mois de
Janvier, année 1759. On peut y voir quelle eft
l'étendue de la voix de cet enfant extraordinaire,
fa force, &c. Détails qui auroient pu paroître étrangers à mon objet. On trouve encore dans le même
Journal (Septembre 1757) l'hiftoire d'un enfant très-
précoce, par M. Nicolas du Saulfoy, Médecin à
Fougères. La forme des parties de la génération
de cet enfant, auroit pu dès l'âge de trois ans,
faire honneur à un homme accompli.

prendre? Ce qui est extraordinaire, est hors des Loix de la Nature, & par conséquent inexplicable. Le physicien qui étudie la formation, le développement, l'accroissement des êtres organisés, dans la Nature toujours constante & uniforme, peut quelquefois expliquer ses opérations, mais s'il la considère dans ses différens écarts, il faut qu'il avoue sa foiblesse. Il en est à peu près des facultés corporelles extraordinaires, comme de celles de l'esprit : des enfans ont donné, dans l'âge le plus tendre, des preuves de la sagacité & de l'élévation de leur génie; on n'a pu donner l'explication de ces prodiges, on s'est contenté d'en faire l'histoire. [a]

____

[a] M. Baillet a donné en 1668, l'*Histoire des enfans devenus célèbres par leurs études & par leurs écrits*. Cet ouvrage fut fait pour l'éducation du fils de M. de Lamoignon, alors Avocat général qui étoit confiée aux soins de M. Baillet. Voyez l'*Histoire des ouvrages des Savans*, Mai 1668.

Nous sommes forcés d'en user de même à l'égard des hommes qu'on diroit que la Nature a voulu *finir* presqu'en *ébauchant* son ouvrage.

Il y a encore une ressemblance marquée entre les enfans, fameux par leurs qualités spirituelles, & ceux dont il est ici question. La Nature qui a tout fait pour eux dès le berceau, semble s'être épuisée, & avoir accéléré le terme de la vieillesse. Hermogène qui professoit la rhétorique à quinze ans avec beaucoup de réputation, oublia tout ce qu'il savoit à vingt-quatre ; & c'est avec raison qu'on a comparé les enfans dont l'esprit étoit un prodige, à ces Insectes éphémères qui naissent le matin, & sont dans une vieillesse décrépite le soir. Je crois qu'il en est de même des hommes que la Nature favorise physiquement dès leur naissance : l'histoire de leur premier âge est l'époque la plus intéreſſante de leur vie ; on n'entend plus parler d'eux enſuite, ou parce qu'ils ſuccombent ſous l'*explofion*, ſi je peux m'exprimer ainſi, de la rapidité de leur accroiſſement, ou parce qu'après avoir fixé quelque temps l'attention des philoſophes, ils rentrent dans l'ordre général, & n'ont rien qui les diſtingue des autres hommes.

Si j'avois à élever un enfant qui s'annonça par des facultés phyſiques auſſi prématurées, j'eſpère que la prudence que j'apporterois dans ſon éducation, ſans trop affoiblir les reſſorts de l'économie animale, parviendroit à donner à la ſociété un individu qui la ſerviroit utilement. Je me garderois bien de contraindre avec trop de force l'impétuoſité de ſon tempérament ; ce ſeroit énerver un corps qui donne les plus belles eſpérances. Au contraire, dès que la fermentation & le changement

ment qui se fait chez les hommes à l'âge de puberté, annonceroient que l'enfant ne peut retenir davantage les esprits enflammés qui bouillonnent dans ses veines, je me hâterois de lui donner une compagne, pour partager ses transports. Je la choisirois, non pas chez les femmes dont la constitution lubrique annonce la soif du plaisir ; l'*Enfant homme* livré à ce torrent verroit s'écouler avec trop de rapidité des momens d'ivresse, auquel un Dieu rajeuni, *Titon*, lui-même, n'a pu résister. Modérée, sans avoir d'éloignement pour l'amour, sachant jouir de la volupté, sans trop l'exciter, capable en un mot, de satisfaire les desirs sans trop chercher à les faire naître ; telle est la femme que je voudrois donner à mon élève. Cette union seroit sans doute heureuse ; l'Hymen en voyant étendre les bornes de son Empire, ren-

II. Partie. O

droit hommage à la Nature , & la Nature , attentive à tout , répandroit sur
ce lien ses bienfaits les plus précieux,
la fécondité.

IL se trouve des hommes qui , bien
différens des enfans dont on vient de
lire l'histoire, n'ont rien qui annonce
la puberté strictement dite. Je veux
parler des personnes, qui sans être im-
puissantes , n'éprouvent pas à l'âge où
l'Amour parle aux sens , ces agitations
qui annoncent le besoin que l'animal a
de travailler à la réproduction. Il est
quelques hommes froids, qui à trente
ans n'avoient ressenti aucuns des signes
certains de leur capacité. On en a même
vu qui pendant le cours d'une longue
vie n'ont eu aucune idée du physique
de l'amour. Quelques-uns , & j'en ai
vu des exemples , étoient d'une constitution assez singulière : la rétention de

l'humeur féminale leur caufoit des accidens très-graves, fans que ces hommes
euffent la moindre idée de ce qui pouvoit occafionner leurs maladies. Elles
étoient d'autant plus redoutables, que
ceux qui en étoient attaqués les attri-
buoient à d'autres caufes ; ou bien,
qu'ils étoient d'un état incompatible
avec les moyens fi fimples d'obtenir
guérifon.

QUELQUEFOIS auffi, à peine la Puberté commence-t-elle à fe déclarer,
dans quelques perfonnes, que la lubricité s'annonce à un degré étonnant.
Il fe trouve de jeunes filles d'un tempérament fi voluptueux, fi ardent, que
dès l'âge le plus tendre elles donnent
des marques d'une paffion effrénée
que rien ne peut arrêter ; mais on retrouve naturellement cette ardeur dans
la plus grande partie des garçons. Elle
eft même ordinairement chez les filles

une maladie dont on a vu quelques détails ailleurs, & que l'on nomme *fureur utérine*, *nymphomanie*, &c.

» J'ai vu, & je l'ai vu comme un
» phénomène, dit M. de Buffon, une
» fille de douze ans, très-brune, d'un
» teint vif & fort coloré, d'une pe-
» tite taille, mais déjà formée, avec
» de la gorge & de l'embonpoint,
» faire les actions les plus indécentes
» au seul aspect d'un homme : rien
» n'étoit capable de l'en empêcher,
» ni la présence de sa mère, ni les
» remontrances, ni les châtimens ;
» elle ne perdoit cependant pas la
» raison ; & son accès qui étoit mar-
» qué au point d'en être affreux, ces-
» soit dans le moment qu'elle demeu-
» roit seule avec des femmes. » (a)

M. de Buffon regarde la *fureur uté-*

(a) *Histoire Naturelle*, tome IV.

rine de cet enfant comme un phénomène, parce qu'en effet cette maladie
est rare dans une fille aussi jeune ; elle
l'est moins dans un âge plus avancé,
& si l'on en doutoit, le Traité de M.
de Bienville, dont j'ai parlé déjà
plusieurs fois, démontreroit le contraire. (*a*)

LES moyens que les jeunes gens
emploient pour prévenir les incommodités qui pourroient survenir par un
trop long séjour de l'humeur séminale, ont la plus forte influence sur leur
santé. Tel homme étoit né robuste &
devoit fournir une longue carrière, qui
pour avoir appellé le plaisir avant que
son corps ait été formé, languit &
commence à sentir à la fleur de son
âge, les infirmités, ou du moins la

[*a*] Voyez le I.er Volume de cet Ouvrage, aux
Chapitres II. & III.

O iij

foibleſſe qui précède la vieilleſſe.

DANS l'excellent ouvrage de M. Tiſſot, que j'ai cité auſſi pluſieurs fois, ouvrage que les jeunes gens devroient ſavoir par cœur, dès qu'ils peuvent lire ; on ne voit que trop d'exemples effrayans de l'eſpèce de débauche qui *tue* la jeuneſſe, même avant la Puberté. Un enfant de Montpellier, âgé de *ſix* ou *ſept* ans, inſtruit par une ſervante, ſe *pollua* ſi ſouvent, que la fièvre lente qui ſurvint l'emporta bientôt. Sa fureur pour cet acte étoit ſi grande, dit l'Auteur de l'*Onaniſme*, qu'on ne put l'en empêcher juſqu'aux derniers jours de ſa vie. (*a*) La ſanté d'un jeune

---

[*a*] Voyez l'*Onaniſme*, art. I, ſect. II. Ce n'eſt pas l'épanchement de la liqueur ſéminale, qui fit périr cet enfant, puiſqu'il n'en étoit pas capable, mais les mouvemens convulſifs, le ſpaſme qui accompagne ſouvent des efforts exceſſifs. A cet âge il ne pouvoit exciter que l'émiſſion de l'humeur que filtrent les *proſtates*, & dont j'ai parlé au chap. IV.

Prince fe perdoit journellement, fans qu'on put en découvrir la caufe. Son Chirurgien la foupçonna, l'épia, & le furprit en flagrant délit. Il avoua qu'un de fes valets de chambre l'avoit inftruit, & qu'il y étoit retombé fouvent. L'habitude étoit fi forte, que les confidérations les plus preffantes, préfentées avec force, ne purent pas la déraciner. Le mal alloit en empirant; fes forces fe perdoient journellement, & on ne put le fauver qu'en le faifant garder à vue jour & nuit, pendant plus de huit mois. (*a*)

LA Puberté eft donc une époque fur laquelle on doit avoir les yeux lorfque les jeunes gens en approchent. On a à craindre prefque toujours les maladies qui fuivent des excès prématurés, &

______

(*a*) *Idem.* Art. II. Sect. VII.

O iv

quelquefois celles dont on a parlé ailleurs, & qui attaquent les jeunes gens dont la conſtitution eſt incompatible avec le célibat. On peut mettre la manie au rang de ces dernières, (*a*) puiſque les célibataires y ſont plus expoſés en général que les autres hommes. Cette maladie funeſte altère à un degré étonnant la liaiſon qui exiſte entre la ſubſtance ſpirituelle & matérielle qui compoſe l'homme. Les Médecins de tous les ſiècles ont reconnu que la cauſe la plus ordinaire

---

(*a*) La *manie* eſt un délire perpétuel & furieux, ſans fièvre, mais qui préſente le ſpectacle le plus horrible. Ceux qui en ſont attaqués, ſe jettent ſur tout ce qui ſe préſente, briſent tout, maltraitent ceux qu'ils peuvent attraper ; on eſt obligé de les enchaîner, & ſouvent ils ont la force de briſer leurs liens. Le ſommeil n'eſt point un calme pour eux ; des viſions extraordinaires leur rendent cet état de repos d'une agitation extrême ; ils aiment les femmes avec fureur, &c.

qui difpofe & conduit à cet état affreux, étoit le befoin des plaifirs de
l'Amour: « De toutes les caufes qui
» difpofent au délire le plus violent,
» & qui tendent à détruire la force
» du corps & de l'efprit, en affec-
» tant le ton des membranes & des
» fibres, je n'en connois, point dit M.
» Jamès, de plus terribles que l'effet
» de l'Amour. (a) En conféquence de
» la liaifon mutuelle de l'ame avec le
» corps, & du mouvement des parties
» folides & fluides, il fe fait congef-
» tion & ftagnation de fuc dans les or-
» ganes fpermatiques : des idées lafci-
» ves font réveillées dans l'efprit ,
» l'imagination s'y attache avec force,
» & cette occupation jette l'ame & la
» raifon dans un délire furprenant.....
» Le fluide féminal corrompu par fon

---

[b] *Dictionnaire de Médecine,* Art. MANIA.

O v

» séjour, retourne par les vaisseaux
» lymphatiques dans la masse du sang,
» & communique, pour ainsi dire
» par sympathie, sa corruption au
» fluide qui est porté dans le cerveau
» & dans les nerfs, qui servent au
» mouvement & à la sensation.»

HIPPOCRATE, a fait voir en peu de mots, (& nous l'avons déja observé) que la rentrée d'un fluide corrompu dans la masse du sang peut déranger les fonctions de l'esprit & produire par conséquent la manie. Le sang, dit encore ce grand homme, contribue tellement à la sagesse, que si vous en troublez le mouvement, & lui communiquez quelque irrégularité, aussi-tôt il y aura altération dans la prudence, dans les notions & dans les sentimens de l'ame....... Si le sang est en bon état, la prudence aura lieu : mais elle disparoîtra si le sang est une fois dépravé. [a]

ARRETÉE de Capadoce , dans l'énumération des symptômes qui accompagnent & caractérisent la manie, n'omet pas la passion des maniaques pour les femmes....... « Ils ont , dit cet an-
» cien Médecin , un penchant immo-
» déré à l'acte vénérien , qu'ils com-
» mettent publiquement sans crainte ,
» ni honte. »

LES maladies de l'esprit, qui sur-

---

[a] *Lib. de Flatibus.* Ce passage & quelques autres sont sans doute ce qui excita au commencement de ce siècle, un Professeur de Halle, (M. Grundling) à publier en Allemand une dissertation qui a pour titre, *Hippocrate athée.* On la trouve dans un recueil intitulé *Loisirs.* Il falloit en effet en avoir beaucoup pour composer un pareil ouvrage. Hippocrate trouva des défenseurs : MM. Gœlike, Triller, Schmid, Leclerc, Fabri , ont prouvé la futilité des imputations odieuses contre la Doctrine d'Hippocrate. Voyez, *De la santé des Gens de Lettres ,* par M. Tissot.

viennent peu après la puberté, n'ont pas toujours ce degré de violence que nous venons d'obſerver : elles ne ſont ſouvent qu'une mélancolie, mais qui étant négligée, conduit à des accidens étranges, & enfin au dégoût de la vie. L'hiſtoire fourmille d'événemens qui prouvent cette vérité, & rien de ſi commun chez les anciens, qu'un amant déſeſpéré par l'amour. Une ſcène affreuſe, qui s'eſt paſſée récemment, m'ôte la conſolation que j'aurois de pouvoir dire que l'amour perd beaucoup de ſa fureur parmi nous......... Puiſſe aucune autre barbarie, ne jamais rappeller cette ſcène atroce, & la rage du malheureux Faldoni !

TOUT le monde ſait l'hiſtoire d'Antiochus, fils de Seleucus, qui étoit tellement épris des charmes de Stratonice, ſa belle-mère, que l'amour le réduisit à l'extrêmité ; on sait aussi que le Médecin Erasistrate, découvrit par le pouls cette passion funeste. Galien, reconnut également l'amour extrême de la femme de Boëce, Consul Romain, pour le gladiateur Pylades. Un ancien Philosophe étoit parfaitement instruit des maux que peut causer l'ardeur érotique, lorsqu'il répondit à un Roi de Babylone, qui le prioit d'inventer un tourment cruel pour un de ses courtisans, amoureux de sa favorite ; *donne-lui la vie, & ses amours le puniront assez.*

UN jeune-homme d'Athènes, devint si épris d'une belle statue de marbre, que l'ayant demandée au Sénat à quelque prix que ce fut, & en ayant été refusé, avec défenses expresses d'en approcher, parce que cette étrange manie scandalisoit tout le Peuple, il se tua de désespoir.

GALEAS, Duc de Mantoue, étant à Pavie, & passant dessus un pont, se précipita, avec le cheval sur lequel il étoit monté, dans le *Tessin*, fleuve profond & rapide, parce qu'une jeune fille qu'il aimoit, le lui avoit commandé en plaisantant.

DULAURENT, dit avoir vu un jeune gentilhomme, *travaillé* de la mélancolie d'amour, dont l'imagination étoit tellement dérangée, qu'il croyoit voir continuellement celle qui causoit son mal. Il parloit tout seul à son ombre, dit notre Auteur ; il l'appelloit, la caressoit, la *baisottoit*, couroit toujours après, & nous demandoit si nous avions jamais rien vu de si beau. (*a*)

____

[a] *Les Œuvres de Me. André Dulaurent*, Médecin de Henri IV. II.e Partie. *Discours sur les maladies mélancoliques.* Ceux qui ont l'ouvrage de Jacques Ferrand, *De la maladie d'Amour*, peuvent connoître combien les Médecins, sur-tout parmi les

C'eſt à l'occaſion de ce jeune homme que Dulaurent entre dans quelques détails ſur la beauté que chaque amant croit remarquer à ſa maîtreſſe. Je crois faire plaiſir à mes lecteurs, d'expoſer cette deſcription de la *beauté* ; on verra que les Poëtes n'ont pas le privilége excluſif des images ſéduiſantes.

» ENCORE que le ſujet ſoit laid,
» l'amant ſe le repréſente comme le
» plus beau du monde. Il lui ſemble
» voir des cheveux longs & dorés,
» mignonnement friſés & entortillés en
» mille creſpillons ; un front voûté,
» reſſemblant au ciel éclairci, blanc &
» poli comme albâtre, deux yeux bien
» clairs, à fleurs de tête & aſſez fen-

Anciens, ont écrit ſur cet objet. Ferrand donne à la tête de ſon Traité, une liſte des Auteurs qui ont écrit *de la guériſon de l'Amour*, avec les titres de leurs ouvrages. On trouve à la fin du même livre les noms des Auteurs que Ferrand y a cité, & la liſte en eſt fort étendue.

» dus, qui dardent avec une douceur
» voluptueuse mille rayons amoureux,
» qui font autant de flèches forties du
» carquois d'Amour. Deux fourcils d'é-
» bène, petits & en forme d'arc ; les
» joues blanches & vermeilles comme
» lis pourpré de rofe, montrant aux cô-
» tés une double foffette. La bouche
» de corail, dans laquelle fe voient
» deux rangées de petites perles orien-
» tales, d'où fort une vapeur plus
» fuave que l'ambre & le mufc, plus
» *flairante* que toutes les odeurs du
» Liban. Le menton rond & *foffelu* ;
» le teint uni, délié & poli comme
» fatin blanc ; le col de lait, la gorge
» de neige, & le fein parfemé d'œil-
» lets ; deux petites pommes d'albatre,
» rondelettes, qui par petites fecouffes
» d'amour, fe montent & fe baiffent,
» au milieu defquelles, on voit deux
» boutons *verdelets* & *incarnadins* ,

» & entre ce mont jumelet, une large
» vallée..... La peau de tout le corps
» comme jafpe & porphyre, à travers
» de laquelle paroiffent les petites vei-
» nes..... Bref, l'amoureux apperçoit
» dans fon amante les *trente-fix beautés,*
» requifes à la perfection , & la grace ,
» qui eft pardeffus tout. »

UNE fuite funefte de la mélancolie qui attaque les hommes , lorfque la raifon ne peut domter le tempérament irrité , eft la mutilation des parties rebelles. Quoique ces exemples , heureufement pour l'humanité , ne fe rencontrent pas tous les jours, quelques Médecins en ont recueilli affez pour démontrer à quel point l'imagination troublée peut pouffer un homme robufte, qui veut facrifier la Nature à la Religion. (*u*) Ce précepte de l'Evangile :

[*a*] Voyez le *Theatrum vita humana* de Zuin-

Il y en a qui se sont fait Eunuques eux-mêmes pour le Royaume des Cieux, ayant été mal entendu par Origène, qui enseignoit la Grammaire à Alexandrie, il résolut d'exécuter à la lettre la perfection qu'il se persuadoit que Jesus-Christ avoit proposé dans ces paroles : il ne reconnut sa turpitude que lorsque Démétrius, Evêque d'Alexandrie, l'eut fait déposer, chasser & excommunier dans un Concile. Alors Origène eut honte de son état, & condamna lui-même l'action qu'il avoit faite par un zèle mal entendu. (a)

IL y a quelques années qu'un jeune Religieux, continuellement tourmenté par les aiguillons de la chair & le feu de la concupiscence, forma aussi le

gerus ; le *Traité des Eunuques* ; le *Journal de Médecine*, &c. &c.

[a] *Traité des Eunuques*, chap. VI.

monſtrueux projet de détruire en lui le germe qui les faiſoit éclorre. Il préluda froidement à la deſtruction de ſa virilité, par des expériences qu'il fit ſur pluſieurs animaux, & lorſqu'il ſe crut aſſez ſavant pour exécuter ſur lui-même l'opération, il ſe munit d'un raſoir, & exécuta avec une fermeté & une conſtance inébranlable une opération auſſi cruelle. Elle ne fut pas plutôt terminée que ſentant tout le poids du crime qu'il venoit de commettre, & craignant avec raiſon pour ſes jours, il courut à la cellule de ſon voiſin, implorant ſon aſſiſtance. Ce malheureux guérit par les prompts ſecours que lui donna le Chirurgien de la maiſon. [a]

(a) Cette obſervation envoyée à l'Auteur du *Journal de Médecine*, par M. Maiſtral, Médecin à Quimper, ſe trouve dans le Journal pour le mois de Mars, de l'année 1758.

En 1750, un jeune homme réfi-
dant à Fayance en Provence, fe per-
fuada auffi qu'en mutilant les parties
qui n'étoient que les miniftres d'une imagination voluptueufe, il feroit exempt
des idées lafcives & importunes qui
l'agitoient fans ceffe. Il fe fit la même
opération que le religieux dont on a
vu l'hiftoire, mais une hémorragie confidérable qui furvint, l'eut fait périr
au même inftant, fi un habile Chirurgien ne fût arrivé dans cette circonf-
tance. Après fa guérifon, ce jeune
homme prit l'habit d'hermite, & fe re-
tira dans un hermitage aux environs de
Bagnole en Languedoc. Croiroit-on
que ce malheureux n'eft guère plus
tranquille qu'avant fa caftration? Et
que cette terrible fouftraction des parties qui féparent la liqueur féminale
du fang, n'ait pas été capable d'amor-
tir le feu de fon imagination? Un bour-

geois de Fayance ayant demandé à ce nouveau Origène, s'il ne fentoit plus depuis fon état d'eunuque, les aiguillons de la chair, le bon hermite répondit avec franchife, *la même chofe quant aux defirs.* (a)

Il ne faut pas juger du danger de l'opération qui prive l'homme de la faculté de multiplier fon efpèce, par les exemples que je viens de donner. La caftration, qui réuffit dans prefque tous les animaux, a des fuites prefque toujours funeftes dans l'homme fait, parce qu'on eft obligé d'arrêter par la ligature du *cordon fpermatique,* l'hémorragie qui furvient dans l'opération: (a) de là, les convulfions affreu-

____

[a] Voyez le *Journal de Médecine,* Septembre 1758.

(b) D'habiles Anatomiftes voudroient que l'on ne fît point de ligature au *cordon fpermatique* pour arrêter l'hémorragie. M. Louis, célèbre Chirurgien & fecrétaire de l'Académie de Chirurgie, s'en eft

ſes, l'inflammation, la gangrène, le délire & enfin la mort. C'eſt à la bonne conſtitution du tempérament, & aux ſecours de l'art, qu'il faut attribuer la guériſon des malheureux dont on a vu l'hiſtoire : un grand nombre ont dû périr dans le moment même de l'opération. (*a*) L'obſervation ſui-

---

&bstenu pluſieurs fois ſans aucun inconvénient. Un bandage compreſſif peut ſuffire pour arrêter le ſang, après avoir appliqué ſur l'embouchure des vaiſſeaux les aſtringens convenables. On trouve dans les *Opérations de* M. Garengeot, & dans l'*Anatomie de* l'alfin, donnée par M. Petit, les moyens de prévenir les accidens qu'occaſionent la ligature du cordon des vaiſſeaux ſpermatiques.

(*a*) Le ſavant Auteur de l'*Hiſtoire Naturelle*, dit [tom. III. pag. 229] que l'amputation des teſticules n'eſt pas fort dangereuſe, & qu'on la peut faire à tout âge : on a vu néanmoins dans la note précédente que d'habiles Chirurgiens ne regardent pas cette opération comme exempte de danger, puiſqu'ils recherchent les moyens de s'oppoſer à des accidens très-graves qui ſuivent la caſtration. Elle doit être d'autant plus dangereuſe que l'homme avance vers ſa perfection phyſique : dans l'enfance il n'y a pas une

vante, eſt un exemple funeſte, qui démontre les dangers de l'amputation des parties *viriles* : je la préfère à d'autres, parce qu'au moins elle n'offrira plus le triſte ſpectacle d'un homme, qui armé d'un glaive, porte ſur lui des mains ſacriléges avec le deſſein d'immoler ſa poſtérité. Un pauvre mendiant qui rodoit de ville en ville, avec un ſac aſſez bien fourni pendu au col, eut le malheur d'attirer les yeux d'un coupeur de bourſe, qui ayant remarqué que lorſque ce miſérable ſe baiſſoit, le ſac lui pendoit entre les cuiſſes, prit ſi bien ſon temps, qu'un jour qu'il étoit à ramaſſer ſes proviſions devant une boutique, il s'a-

---

correſpondance auſſi intime des teſticules aux autres parties, les vaiſſeaux qui préparent la ſemence n'ayant pas encore d'*action* ; mais après l'âge de puberté, il eſt plus difficile d'interrompre tout d'un coup & ſans accidens, l'uſage des vaiſſeaux *ſpermatiques*.

vança par derrière, & lui coupa d'un seul coup le sac & les parties extérieures de la génération. Ce mendiant tomba à la renverse & mourut sur le champ. (*a*)

Dans ce Chapitre & dans les precédens, on a dû voir qu'à l'âge de puberté, l'usage excessif du physique de l'amour étoit une source de maladies ; je viens d'exposer les accidens qui résultent dans plusieurs personnes du besoin d'évacuer la liqueur séminale , lorsqu'elle irrite trop les organes, & sur-tout lorsqu'elle affecte particulièrement le genre nerveux. C'est à chaque individu en particulier à se prescrire des règles assorties au tempérament, pour éviter deux excès oppo-
fés ;

____

[*a*] *Dictionnaire de Médecine*, art. AMPUTATIO, tit. *Amputation du Penis.*

fés ; la diſſipation qui épuiſe , & la continence qui dérange les fonctions de l'ame & du corps. Celui qui n'a que de l'imagination, & à laquelle ne répondent pas les parties qui y ont une relation intime, ne doit pas craindre les accidens que cauſe quelquefois la retenue de l'humeur féminale : c'eſt un feu que la Nature n'a pas allumé ; il eſt l'ouvrage des agens que j'ai dit exciter la puberté *factice*. Pour remédier à cette maladie, car je regarde comme tel cet état, il eſt néceſſaire de quitter les compagnies ſuſpectes , de ceſſer les lectures dangereuſes , (on ſait bien de quels livres je veux parler,) d'uſer d'alimens incapables de porter le *trouble* dans nos eſprits, de faire, (& ceci eſt peut-être l'eſſentiel ,) uſage de ſes forces en exerçant ſon corps peu à peu aux travaux. On peut voir ce que j'ai dit de ces moyens d'at-

II. Partie.   P

ténuer un tempérament *idéal*, fi je peux m'exprimer ainfi, aux Chapitres III. & V. de la première Partie de cet Ouvrage. Il eft abfolument néceffaire de détruire cette prétendue puberté, pour que la Nature puiffe faire paroître celle qu'elle accorde à tous les individus qui fuivent fes loix.

A l'égard des jeunes gens, fur lefquels l'imagination a bien moins d'empire que les organes deftinés à l'émouvoir; je veux parler de ceux qui ont l'efprit chafte, tandis que la matière eft agitée continuellement; ce que j'ai dit · ailleurs fait affez entendre que tous les anti-aphrodifiaques n'anéantiront pas l'impétuofité du fluide qui cherche à s'échapper. Le remède le plus efficace eft le mariage. C'eft lui qui prévient ou calme ces accidens terribles, ces maladies de l'ame & du corps, d'où on a vu qu'il réfultoit des cataf trophes étranges, qui affligent la Nature en l'outrageant.

Un événement que les Anciens ont pris pour un prodige, & qui paroît tel à ceux qui n'obfervent que fuperficiellement, eft la métamorphofe, qui s'eft quelquefois vû, d'une femme en homme. C'eft ici que je dois parler de ces changemens merveilleux, parce qu'ils fe font fait à l'âge de puberté ; & que d'ailleurs, comme on le verra plus bas, ils ont beaucoup de rapport avec les fignes qui annoncent cette époque.

On a nommé *Gynandres*, les individus, qui de filles font devenus hommes parfaits. Pline rapporte plufieurs exemples de cette métamorphofe finguliere : une fille de *Curfula*, ville du Duché de *Spoleto*, dit ce Naturalifte, étant encore en puiffance de père &

mère, devint garçon, & fut confinée dans une Isle déserte, par Arrêt des Aruspices. Lucinus Mulianus, dit avoir vu à Argos un nommé Arescon, qui autrefois avoit été marié pour femme, ayant nom *Arescusa : mais que par trait de temps la barbe & le membre viril lui vinrent, & print depuis femme comme homme naturel.* Il dit aussi qu'à Smyrne, il vit une fille changée en garçon. Et moi, ajoute Pline, j'ai vu en Afrique Lucius Cositius, Bourgeois de *Trisdrita*, avoir été changé de femelle en mâle, le jour même de ses noces. (*a*)

UNE fille pucelle de la Champagne, fut changée en homme, & menée à

(*a*) Pline, Liv. VII. Chap. III. Antoine du Pinet, dans les notes qu'il a ajoutées au texte de Pline, cite plusieurs filles qui devinrent hommes ; entr'autres deux, âgées de quinze ans, & une nouvelle mariée, ❦ jour même de ses noces.

Rome du temps de Conſtantin, au rapport de S. Auguſtin. (*a*) Duval, dans ſon Traité des *Hermaphrodites*, a raſſemblé vingt-quatre obſervations, qui concernent ces changemens de ſexe, & qui ſont en partie extraites de différens Auteurs. (*b*) » En un enfant » de notre temps, dit Duval d'après » Albert, une forme de teſticules ſe » manifeſtoit en la partie ſupérieure » du *ſein de pudicité* : quand on eut » coupé une peau, ſans la fracture de » laquelle cet enfant, que l'on croyoit » fille, n'auroit pu être *habile au coït*, » les teſticules & le membre viril ap- » parurent ; ainſi, de fille devint hom-

---

(*a*) *De Matrimoniis veteris & nova legis.*

[*b*] Tralian, Tite-Live, Raphaël de Volterre, Pontanus, Fulgoſe, Amatus Luſitanus, Philoſtrate, &c. ont fournis les faits cités par Duval, mais parmi leſquels il s'en trouve pluſieurs qui ne méritent aucune confiance.

» me & print peu de temps après fem-
» me, dont il eut plusieurs enfans. (*a*) »

» Un Receveur des Tailles pour le
» Roi à *S. Quentin*, dit Ambroise
» Paré, (*b*) m'a affirmé avoir vu un
» homme à Rheims, l'an 1560, le-
» quel on avoit estimé fille jusqu'à
» l'âge de quatorze ans, mais *s'éjouant*
» & folâtrant, couché qu'il étoit avec
» une chambrière, ses parties génita-
» les d'homme se vinrent à dévelop-
» per. Le père & la mère le cognois-
» sant être tel, lui firent par autorité
» de l'Eglise changer le nom de *Jeanne*
» à *Jean*, & lui firent bailler habille-
» ment d'homme. »

Le même Paré, a vu étant à Vitry-
le-François, la fameuse *Germain-
Marie* ou *Germain Garnier*, qui de

____

(*a*) *Traité des Hermaphrodites*, chap. LV.
(*b*) Liv. XXV. de ses *Œuvres*, chap. VII.

fille étoit devenue homme. Ce fut à l'âge de quinze ans, qu'étant obligée de sauter un fossé, elle se trouva dans l'instant pourvue des parties de la génération de l'homme. Le Cardinal de Lenoncourt, après les visites & les informations nécessaires, nomma ce nouvel homme *Germain*, & il lui fut ordonné de quitter l'habit de femme pour porter celui de son nouveau sexe. [a] Montagne, qui a pu voir cet homme, qui étoit fort âgé, lorsqu'il passa à Vitry, dit qu'il y entendit une chanson fort en usage, parmi les filles des environs, par laquelle elles s'avertissent les unes les autres, de ne point faire de grandes *enjambées*, de peur de devenir garçons comme *Marie-Germain*. [b]

CETTE dernière observation, cons-

_____

(a) *Idem*, *loco citato.*
(b) *Essais de* Montagne, Liv. I. Chap. XX.

tatée d'une manière authentique, prouve la force de la Nature pour reprendre ses droits : car il ne faut pas croire que ces individus aient été réellement des filles avant l'âge de puberté. Toutes les parties de l'homme s'y trouvoient dès leur formation, & une sorte de foiblesse dans leur développement avoit jusqu'alors empêché qu'elle ne parussent extérieurement. On voit beaucoup d'enfans qui naissent avec les testicules cachés au dessus des anneaux du bas-ventre ; ils paroissent ensuite, & dans quelques individus, il faut qu'à l'âge de puberté, qui est le moment où toutes les parties tendent vers leur perfection & cherchent leur place, une maladie, un mouvement violent, tel qu'un saut ou une chûte, communique aux testicules une agitation subite qui les fasse descendre dans le scrotum. Il s'est donc pu trouver des en-

fans qui, avec les tefticules fitués comme
je viens de dire, avo'ent encore la
verge ou peu apparente, ou même
cachée dans les tégumens ; cette difpo-
fition a dû néceffairement former un
pli vertical, (3, Pl. XV.) que l'on a
pris, faute d'examen, pour les grandes lèvres ; & à l'époque de la puberté,
où nous avons vu que l'accroiffement
des parties génitales augmentoit en peu
de temps, celles qui étoient propres à
l'enfant fe font développées, & ont
parues à l'extérieur, dès qu'elles y ont
été excitées ou par une titillation voluptueufe, ou par quelqu'effort.

C'est à quoi l'on peut réduire tout
le merveilleux que les anciens ont dé-
bité fur ces prétendues transformations
de femme en homme. A l'égard des
hiftoires qu'ils nous ont laiffées, &
par lefquelles il paroît que des femmes
mariées, & dont les époux n'avoient

point à se plaindre pour le physique de l'amour, font devenues tout à coup des hommes capables de génération, il faut les regarder comme des histoires absurdes & qui ne méritent aucune attention. (*a*) Je dois encore ajouter, que les anciens ont plus d'observations que les modernes sur la métamorphose d'une femme en homme, parce que plusieurs ont regardé comme pourvues des parties mâles de la génération, des femmes dont le *clitoris* avoit acquis une grosseur excessive & dont les nymphes étoient devenues pendantes. On

---

[*a*] On en trouve plusieurs dans le Traité des *Hermaphrodites*. Pontanus nous parle de la femme d'un pêcheur, laquelle après quatorze ans de mariage, *sentit un membre viril, qui lui sortit subltement de l'ovale*: il parle encore d'une autre femme qui, après douze ans de *jouissance* fut dans le même cas. Il faut mettre ces histoires avec celles qui assurent que des hommes font devenus tout d'un coup femmes, & ont conçu comme telles.

a vu , lorfque j'ai parlé de ces parties , jufqu'à quel degré elles pouvoient s'étendre dans plufieurs femmes. Il n'en a pas fallu davantage que le volume extraordinaire du clitoris , pour en impofer à des hommes peu inftruits , & leur faire regarder comme mâles , ou du moins comme ayant les attributs des deux fexes , des femmes qui ne l'étoient que trop décidément. (Voyez les fig. 4 & 5 de la Pl. XV.)

C'est ainfi que les femmes de certains climats , pafferoient pour hermaphrodites dans le notre , fi l'on en jugeoit par l'état des parties extérieures de la génération. On peut voir à ce fujet les favantes difcuffions dans lefquelles eft entré , M. de P.*** , fur les Hermaphrodites de la Floride. (a)

Chez la plupart des Nations Eu-

[a] *Recherches Philofophiques fur les Américains*, IV.e part. Section III.

ropéennes , on laisse agir la Nature ;
lorsqu'elle travaille à conduire l'homme à la puberté : des cérémonies su-
perstitieuses & absurdes , ne concourent point à déformer l'homme , à
mutiler les parties qu'il a reçues de
l'Auteur de toutes choses. Si un usage
barbare sacrifie encore dans quelques
individus les germes d'une postérité ,
dont la Nature doit pleurer l'*avorte-
ment* , on a lieu d'espérer que dans ce
siècle philosophique , on connoîtra
enfin qu'il est injuste, qu'il est cruel
de sacrifier l'homme au talent , & que
l'exécution d'une ariette , ne vaut pas
l'existence entière d'un homme. Cette
opération funeste sera d'autant plus
facile à éteindre parmi les Nations
civilisées, que chez un peuple que nous
regardons comme abruti , chez les
Hottentots , à qui la religion ordon-
noit l'extraction d'un testicule dans

chaque individu , la coutume barbare qui exécutoit le précepte eſt enfin abolie.

C'étoit à l'âge de puberté que chaque Hottentot étoit ſoumis à la caſtration. Elle ſe faiſoit avec beaucoup d'appareil & des cérémonies auſſi bizarres qu'abſurdes : j'en ai rapporté les circonſtances dans la première édition de cet Ouvrage, & je me hâte d'annoncer dans celle-ci que la raiſon a prévalu enfin chez les Hottentots, & que l'on peut dire avec M. de P.*** même dans un ſens phyſique , *que les Hottentots ont commencé à devenir des hommes.* (a)

JE n'expoſerai pas à mes Lecteurs,

____

(a) *Recherches ſur les Américains* , V.e part. ſect. I.re. Les cérémonies que j'ai dit s'obſerver pour la caſtration , ſe trouvent décrites , dans la *Deſcription du Cap* , &c. par M. Kolbe ; *l'Hiſtoire Naturelle* de M. de Buffon, tom. VI. & la première édition de cet Ouvrage, tom. II. pag. 286. & ſuiv.

le détail de tout ce qui se fait dans divers pays pour ôter aux hommes leur virilité, & les rendre propres à répondre de la fidélité des femmes qui leur sont confiées. Quel spectacle d'horreur que tant d'hommes mutilés en Turquie, en Perse, dans les Royaumes d'Assan, de Pégu, de Malabar, & de tant d'autres, où l'on fait gémir la Nature sous le glaive de la cruauté ! Les hommes ainsi flétris méritent la confiance plus ou moins grande de leurs maîtres, à proportion qu'ils ont été éloignés de leur état naturel. Ceux de ces malheureux auxquels on a laissé l'organe qui annonce essentiellement le sexe masculin, ne peuvent tranquillifer leurs tyrans jaloux ; on les croit encore capables de saisir les ombres du plaisir, ou de communiquer une volupté imparfaite, aux tristes victimes dont ils sont les gardiens. Il faut que tout ce qui a l'apparence de la virilité soit anéanti, que la Nature ne puisse reconnoître son ouvrage, pour qu'un Eunuque mérite la confiance de son maître ! Encore ne l'obtient-il pas entièrement, si à la privation des parties sexuelles, il ne joint une laideur, une difformité affreuse. Un Ethiopien farouche est hors de prix s'il est horriblement noir, s'il a les dents écartées, le nez fort applati, les lèvres grandes & grosses, l'aspect effroyable.... Un regard de ces monstres, doit flétrir la beauté !

La Circoncision est bien différente de l'opération destructive dont on vient de parler : celle-ci est une loi de climat fondée sur la nécessité, & cet usage de circoncire les enfans a du moins pour objet la propreté. C'est à l'âge de puberté que les Orientaux circoncisent leurs enfans ; & s'il faut en don-

ner une raison phyſique , on peut dire
que dans les pays chauds où le prépuce eſt fort allongé & la tranſpiration abondante , il y auroit à craindre
que l'humeur qui ſe trouve entre le
prépuce & le gland s'arrêtât & cauſât
des ulcères , ſi on ne prévenoit ces accidens par le retranchement d'une partie du prépuce. L'amputation des nymphes aux filles eſt encore une circonciſion pratiquée , ainſi que je l'ai dit
ailleurs, pour parer des inconveniens
qui s'oppoſeroient à la génération. (*a*)

(*a*) On peut voir dans la **IV.**e partie des *Recher-*
ches Philoſophiques ſur les Américains , (ſect. **IV.**)
des détails intéreſſans ſur tout ce qui a rapport à
la *circonciſion* , & à *l'excision.* Ces détails, que nous
ne pouvons donner ici , parce qu'ils tiennent à d'autres qui étendroient trop ce Chapitre, démontrent clairement que la circonciſion a dû naître dans des climats où elle étoit néceſſaire ; qu'enſuite elle s'eſt
étendue dans quelques-uns où l'on pouvoit ſe diſpenſer de la pratiquer , & que la Religion du Pays
y appoſa le ſceau de l'irrévocabilité.

L'USAGE de circoncire les enfans est extrêmement ancien , & subsiste encore dans la plus grande partie de l'Asie. Chez les Hébreux, cette opération se devoit faire huit jours après la naissance de l'enfant ; en Turquie on ne la fait pas avant l'âge de sept ou huit ans , & même on attend souvent jusqu'à onze ou douze ; en Perse c'est à l'âge de cinq ou six ans ; aux Isles Maldives on attend que l'enfant en ait sept. (*a*) Les femmes du peuple ont en Perse une singulière superstition ; celles qui sont stériles s'imaginent que pour devenir fécondes , elles n'ont qu'à avaler la partie du prépuce qu'on retranche dans la circoncision ; c'est le souverain remède contre la stérilité. (*b*)

[*a*] *Histoire Naturelle* , tom. IV.

(*b*) Ces femmes n'ont recours à ce moyen ridicule, qu'après en avoir essayé d'autres , qui ne le sont

ON n'auroit rien à dire, contre plufieurs Nations, fi la circoncifion étoit
la feule chofe qui fut pratiquée parmi
elles à l'âge de puberté ; mais outre
la mutilation des parties de la génération, il eft encore en ufage, chez quelques peuples, une opération, qui fans
éteindre le germe de la volupté, a pour
but d'empêcher que l'on facrifie à
l'amour : je veux parler de l'*infibula-
tion*, qui eft entièrement oppofée à la
circoncifion. Celfe nous a confervé la
méthode que l'on fuivoit chez les Anciens pour procéder au *bouclement* des
enfans mâles. On tire, dit-il, le prépuce en dehors, & l'on marque des
deux côtés avec de l'encre, les endroits
où l'on veut le percer : on traverfe en-

____

pas moins ; ils confiftent à paffer fous les corps morts
des criminels qui font fufpendus aux fourches pati-
bulaires ; à fe plonger dans l'eau qui a fervi aux bains
des hommes, &c. Voyez l'*Hiftoire Naturelle*, tom. VI.

suite la peau d'une aiguille enfilée, &
attachant ensuite les deux bouts du
fil ensemble, on a soin de le remuer
de temps en temps, jusqu'à ce que les
cicatrices des trous soient affermies.
On retire le fil, & on le remplace
par une boucle ou un anneau, qui est
d'autant meilleur qu'il est plus léger. (*a*)

CEUX qui parmi les Moines orientaux font vœu de chasteté, portent un
très-gros anneau pour se mettre dans
l'impossibilité d'y manquer, & ils font
d'autant plus en vénération, que le
poids de l'anneau est plus considérable.
Quelques-uns peuvent s'ouvrir avec
une clef, mais les Moines la déposent
chez le Juge du lieu. Quoiqu'il en soit,
il ne faut pas moins regarder l'infibulation comme une pratique supersti-
tieuse chez les Orientaux : elle ne peut

(*a*) *Dictionnaire de Médecine.* ART. INFIBULATIO.

s'oppoſer au deſir , ni au premier ſigne qui l'annonce ; elle ne peut même s'op-poſer , puiſqu'il faut le dire , à ce que les hommes *bouclés* ne ſatisfaſſent leur chair , puiſque l'anneau qui n'embraſſe que l'extrêmité du prépuce , ne peut empêcher une ſorte d'érection , & même l'effuſion de la liqueur prolifique ; il ne peut s'oppoſer qu'à l'intromiſſion de la verge dans le conduit de la fem-me ; enfin , il rend les hommes chaſtes , ſi cette vertu ne conſiſte que dans la privation de l'acte pour lequel les ſexes s'uniſſent.

C'EST donc mal à propos que quel-ques perſonnes croient que l'infibula-tion empêche l'érection ; il réſulteroit des accidens dans les parties de la gé-nération , ſi l'on vouloit que le ſang & les eſprits ſoient contenus par un anneau contre lequel il ſe feroit des efforts plus ou moins grands ſelon le tempérament du sujet qui le porte. En supposant l'anneau d'un poids assez considérable pour s'opposer aux fluides qui érigent la verge, il arrivera dans un jeune homme ardent ce qu'on observe dans les vieillards & les hommes affoiblis, qui ont une imagination lascive; un commencement d'érection suffit pour provoquer l'émission de la liqueur séminale. Au reste on ne regardera pas cette circonstance comme un acte de vigueur, puisqu'elle se rencontre dans les hommes affoiblis ou par l'âge, ou par les épuisemens; c'est même une maladie qui peut rendre l'homme stérile.

LES Romains avoient coutume de faire l'infibulation aux enfans qu'ils destinoient à être chantres, à dessein de leur conserver la voix. Il paroît, par quelques passages de Martial, que ce peuple faisoit un usage bien moins dé-

cent de l'opération dont nous par-
lons, & que quelques Dames s'assu-
roient, par un anneau dont elles
avoient la clef, de la fidélité de leurs
amans; Juveval fait mention de cette
coutume dans sa Satyre contre les
femmes.

Fin du Tome second.